トゥレット症の僕が「世界一幸せ」と胸を張れる理由

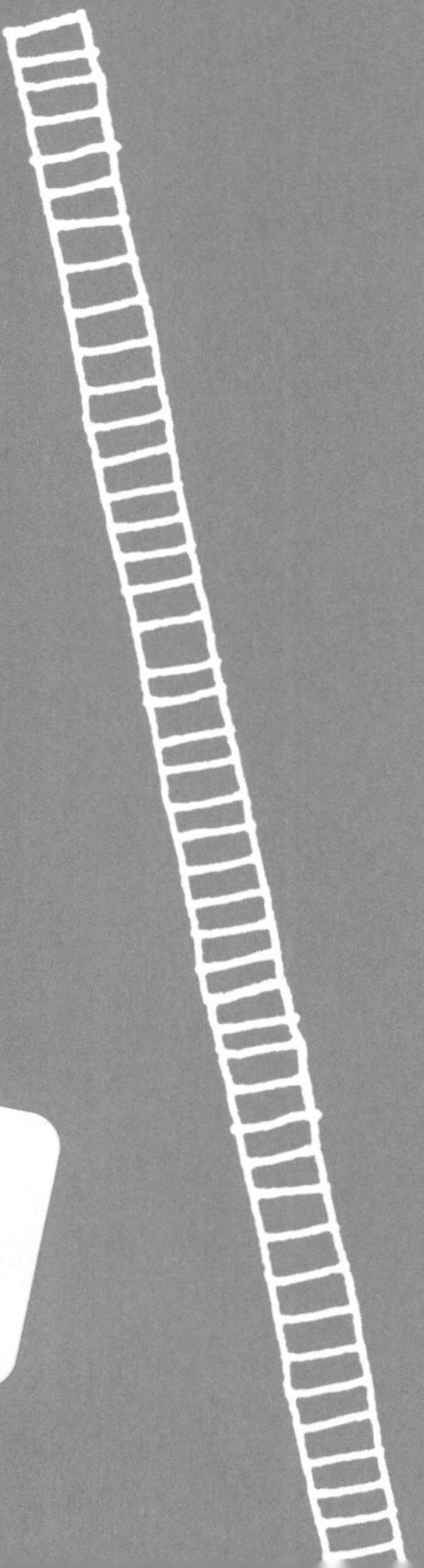

酒井隆成
Ryusei Sakai

扶桑社

はじめに

突然ですが、質問です。

みなさんは、「トゥレット症」という病気を耳にしたことがあるでしょうか?

「はじめてそんな病気の名前を聞いた」という方のために、この病気について簡単に説明させてください。

トゥレット症は発達障害の一種です。アメリカ精神医学会が作成している、精神疾《しっ》患《かん》の診断基準・診断分類である「DSM-5-TR」によれば人口一千人あたりに少なくとも三人は認められる病気だと言われています。

この病気には、大きく分けて二つの症状があります。

ひとつは、自然に身体が動いてしまう「運動チック」と呼ばれる症状です。具体的には、舌を突き出したり、口を大きく開けたり、腕や足、首が勝手に動いたり、まばたきが非常に多くなったりする症状が挙げられます。

もうひとつは、自分の意思に反して声が出てしまう「音声チック」です。声を出したり、咳払《せきばら》いをしたり、舌打ちをしたり、音声を出すことを止められなくなったりする症状です。

複数の運動チックとひとつ以上の音声チックの症状が確認できて、なおかつチックが始まってから一年以上持続している状態が「トゥレット症」だと定義されています。

たまに学校や街、電車内で、突然顔をゆがめたり、手を動かしていたり、突然「ンン!」「アー!」などと声を上げたりしている人を見かけたことがあるかもしれませんが、実はこれらの動作も、チックの症状のひとつです。

僕自身も、そんなトゥレット症の当事者の一人です。

どのような症状があるのかというと、数分間に一回のペースで、「ンッ」「アッ」などと声を上げる音声チックに加えて、まばたきや身体を動かしたりする運動チックが発生します。そのなかには、自分の身体を叩《たた》いたり、大声で叫《さけ》んだりする症状も含まれています。

僕の症状は、国内のトゥレット症当事者のなかでも、かなり重度なほうだと思います。

最初に僕がこの症状を自覚し始めたのは、小学校三年生くらいのころです。ずいぶん幼い年齢で発症したかのように感じるかもしれませんが、一般的にはチックの症状は子どものころに発症することが多いと言われています。多くの子どもは成長するにつれてチックがおさまっていくそうですが、なかには僕のように中学、高校、大学と、そのまま症状が続くケースもあります。

小さいころの僕は、もともとひとつの場所にじっとしていられず、おとなしく座っているとつい身体がムズムズして、立ち上がってしまう子どもでした。そして、九歳前後になると、なぜか普通に歩けず、ヨタヨタと転ぶ動作をはさまないと歩くこともできなくなっていました。

そのころから、周囲の人から「酒井君はちょっと変わっているね」「何かあるかもしれないな」という反応を持たれることが増えていき、漠然《ばくぜん》と「あぁ、自分はほかの人とは違うのかもしれない」と考えるようになったのを覚えています。

以来、チックの症状と付き合いながら、十数年が経過しています。

身体の不快感と精神的なストレスを与えるチックの症状

チック症は日常生活において、さまざまな負担を与えます。

まず、代表的な負担は心身的な不快感でしょう。

チック症は不随意《ふずいい》運動と呼ばれる運動の一種で、自分の意思とは関係なく勝手に動いてしまうという特徴があります。ものすごく集中して頑張《がんば》れば動作を止められることもありますが、大半の場合は止めることは困難です。

みなさんは、〝くしゃみ〟を、自分の意思で止めたことはあるでしょうか？ 頑張れば自分の意思でくしゃみは止められるかもしれませんが、かなりの努力が必要だし、無理に止めた場合は不快感も残るし、反射的に出てしまうものなので、毎回止められるものではないと思います。

チックの感覚をあえてお伝えするならば、「くしゃみが出る！」と感じたときの感覚が、身体中にずっと続いているような状態を、何十倍も不快にした感じ。それがチックの症状に近いのではないでしょうか。

チック自体による不快感のほかに、運動チックによって自分で身体を傷つける自傷行為に加え、意図しない力が身体にかかることでの関節や筋肉の痛み、音声チックで声を出し続けることによる喉《のど》の痛みなども発生します。人によっては、激しい運動チックが発生して、骨を折ってしまうこともあります。

それに加えて、チックで身体が動き続けると、普通の人よりも運動量はかなり多くなり、とにかく体力を消耗《しょうもう》します。そのため、一日の終わりにはぐったりしてしまいます。

チックによって感じるこうした身体の不快感以外にも、この症状が続くことによって生まれる日常生活での困りごとがたくさんあります。

たとえば、僕のように重度の運動チックを持っている場合、日々の満員電車は地獄《じごく》以外の何物でもありません。混んでいる電車内で勝手に腕などが動いたら、隣《となり》の人にドーンと身体が当たってしまうかもしれません。ひどいときは、気が付いたら、友人の腕や肩をバーンと叩いていたこともありました。

どんなに気を付けていても、チックの衝動《しょうどう》が込み上げてきたら、たいていの場合は止められません。

だから、「いつ症状が出てしまうんだろう」と考えると、ドキドキして、電車に乗るだけでもひどいストレスにさらされます。

そのほか、日常生活で困ることの一例は、手がチックの症状で震えてしまうため、きれいに文字が書けないこと。さらに、手を机《つくえ》などに打ち付けてしまうので、文房具を壊《こわ》してしまうこともしょっちゅうです。

僕は絵を描くのが趣味で、デジタルで絵を描くペンタブ専用のペンを使っていたのですが、ひどいときは一日二本ほど壊してしまうことがありました。

デジタルペンは安くても二～三千円するので、一週間に五～六千円分くらいペン代に費やすことも……。鉛筆で書けば安く済むのかもしれませんが、鉛筆だとますます芯《しん》も折れやすいし、折れた鉛筆を削るのも一苦労なので、デジタルペン以外はなかなか使いづらいのです。

「バカ」などの言葉が出てしまう「汚言症《おげんしょう》」も症状のひとつ

そうした社会生活での不便さのほか、意外と厄介《やっかい》なのが併発症《へいはつしょう》です。

トゥレット症には、チックの症状以外にもなんらかの併発症が含まれることが多いのですが、類にもれず、僕にもＡＤＨＤ（注意欠陥・多動性障害）や強迫性障害などの併発症があります。

特に困るのが、強迫性障害です。これは、やらなくてもよいような行動を、ついやりたくなってしまう衝動のこと。たとえば「鍵《かぎ》を閉めたか、閉めてないかが常に気になってしまう」「ガスの火を消したか、消してないかを何度も確認しに行ってしまう」などが代表的な例です。

そして、僕の場合は、「やってはいけない状況で、やってはいけないことをしたくなる」という、悪魔的な強迫性の衝動があります。

一時期とても困ったのが、目の前にいる人に対して、突然中指を立てたくなってしまう衝動です。ご存じの通り、相手に中指を立ててみせれば、当然相手の心証が悪くなります。僕の病気について知っている人でも、「なんでいきなり中指を立てられなきゃいけないの？」と戸惑っている姿を、何度も見たことがあります。

最近は、その衝動が浮かんだときは、中指以外の指も伸ばして、ストレッチをしているように見せかけてフォローしていますが、無意識のうちに中指を立てていないかという不安はいつもつきまとっています。

それだけでなく、「バカ」「死ね」などの汚い言葉を口にしてしまう「汚言症《おげんしょう》」なども、僕が持っている病気のひとつ。僕の病気について知らない人の前で出てしまったら、「ケンカを売られたのか？」と誤解されてもおかしくありません。

こうした症状は、周囲とのコミュニケーションに大きな亀裂《きれつ》を生むため、僕を含むトゥレット症の当事者が社会生活を送るうえで非常に大きなハードルになっています。

「寝ている間しか自分が正気でいられる時間がない」

それと同時に、トゥレット症の人間が常に抱いているのは、「自分たちが抱いている感覚がほかの人たちの感覚と大きく違う」という孤独《こどく》感です。

僕らの日常は、とんでもない化け物が身体のなかに住んでいて、その化け物を上手にコントロールしながら平静を保っているようなもの。表面上はなんでもない風を装っていても、ちょっとでも気を抜けば、その化け物が暴れてとんでもないことをしでかすのではないかと、内心、常にヒヤヒヤしています。

家族や友人、仕事先の人などと会話をしているなかで、「この感覚を抱いているのはこの場で自分だけなんだ」と価値観の違いを突き付けられ、大きな絶望感を抱いたこともありました。

そして、この症状に引け目を感じたり、表に出ることに抵抗感を持ったりすることによる二次障害として、引きこもりになったり、うつ病になったり、「死にたい」という想いが続く「希死念慮《きしねんりょ》」などが出たりするケースもあります。

僕自身、身体の痛みや、自分で身体をコントロールできない気持ち悪さに加えて、身体のなかで起こっているこの不思議な症状を周囲にわかってもらえないつらさで、漠然とではありますが「死にたい」と思ったことは何度もあります。

以前、僕と同じように症状が重いトゥレット症の方と話をしているときに言われた、「寝ている間しか、自分が正気でいられる時間がない」という一言は、いまだに忘れられません。

ストレスのあまり、一時期は外に出ることすらしんどい時期がありましたが、現在は、さまざまな工夫の末、一人の社会人として働けるほどに状態もよく、自分でも「すごく幸せな生活を送れているな」と日々痛感しています。

治療法《ちりょうほう》がないからこそ「周囲の理解を得ること」が一番の対策法

トゥレット症の根本的な治療法は、いまだ見つかっていません。

だから、この病気の当事者たちは、根気よく病気と付き合っていくことが求められます。

僕が思うに、この病気との一番の向き合い方は、どんなに症状が出ていようが、それを気にしすぎないことです。残念ながら、トゥレット症を持っている人は、人目を気にして引き込もりになるケースが極めて多いです。「病気が気になるから外に出られない」と思った瞬間、そのままずっと家で何もしないという選択肢しかないからです。

たしかに、僕自身もいまだによく「普通の生活が送りたい」と思います。電車に乗れば隣に座るのを嫌がられ、公共施設では見知らぬ人に「声を出すな！」と怒鳴られ、道では子どもたちにチック症を真似《まね》される。正直、心が落ち着くタイミングは、一日のうちにほとんどありません。

普通の人と同じように、カフェに行ってゆっくりしたり、緊張せずに電車に乗ったり、友達と遊びに行ったりしてみたいです。でも、一方で「他人に迷惑をかけているんじゃないか」という気持ちが邪魔して、臆病《おくびょう》になってしまうことも多いです。

でも、もしも「この病気をほかの人に見せたくないから、外に出ない」という選択を当事者たちが取り続けたら、この病気が人の目に触れることがなくなり、病気自体がないものとして扱われてしまいます。そうなれば、病気に対する理解は一向に広がらないままです。

だからこそ、どんなに症状が酷《ひど》かろうと、気にしすぎないことが大事なのです。

同時に最も重要だと感じるのが、僕ら当事者が、周囲の理解を得る努力をすること。仮に病気があっても、それを周囲の人が普通に受け入れてくれるのならば、僕らの生きやすさはぐっと変わるはずです。

本書の執筆を決めた一番の理由は、世の中の方々に、もっとトゥレット症について知っていただきたかったからです。トゥレット症の当事者の多くは、学校や会社などさまざまなシーンで生きづらさを抱えています。

より多くの方がこの病気との向き合い方を考えていただいたなら、当事者をはじめ、多くの病気や障害を抱える人々にとって、より生きやすい世の中になるはずです。

同時に、ご自身の症状に悩まされているトゥレット症当事者やその家族の方に対して、僕のこれまでの経験や得た知識を共有したいという気持ちもありました。そのため、本書には、トゥレット症当事者としての僕の半生や、病気と向き合ううえでのライフハックを詰《つ》め込みました。
トゥレット症当事者やご家族はもちろんのこと、誰もが生きやすい世の中を実現したいと思う方々にとって、本書の内容が少しでも参考になることを心より願っています。

二〇二四年九月

酒井隆成

目次

第2章　自分の病気について考えさせられた中高時代

第3章 自分を見つめ直した大学時代

第4章 カウンセラーの夢を断たれ、就職への道へ

第5章 トゥレット症当事者が自立するために

第6章

障害があっても、工夫次第で人生は生きやすくなる

第7章 未来に向かって一緒にはばたこう

おわりに　

第1章

「ちょっと変わった子」の原因は、トゥレット症だった

いつも「ちょっとだけケガをしやすい子ども」だった

僕が生まれたのは、栃木県の宇都宮《うつのみや》市です。

幼少期の僕は、かけっこや「機関車トーマス」が大好きな、どこにでもいる「普通の子ども」でした。

三つ上の兄と、四つ下の妹。それに輸送機器メーカーに勤める父と専業主婦の母から成る平凡《へいぼん》な五人家族の家庭で育ち、幸せな日々を送っていたと思います。

いつも思い出す小さいころの記憶は、家族みんなでよく外に出かけたこと。

休みの日には、父が僕たち子どもたちを外に連れ出し、思いっきり遊ばせてくれました。普段は近所の公園で遊ぶことが多かったのですが、長い休みがあったときには、特別に僕の大好きな「機関車トーマス」をテーマにした富士急ハイランドのアミューズメントパーク「トーマスランド」に連れて行ってくれました。

その記憶は、幼少期の幸せな思い出として、いまでも鮮明に覚えています。

小さいころは、良く言えばアクティブな子どもでしたが、同時に、かなりやんちゃな子でもありました。

病気との関連は正直よくわからないのですが、思い返せば、そのころから身体をよくあちこちにぶつけていて、よくケガもしていました。そのため、ケンカをするわけでもないのに、僕の身体にはたくさんのアザがついていました。その名残《なごり》か、いまだに僕の膝《ひざ》には、かけっこをしてついた傷のあとが大きく残っています。

昔はただの不注意な子にしか見えなかった僕の「特徴」は、成長するにつれて、だんだんと「症状」らしきものへと変わり、やがて「問題」へとカタチを変えていきました。

問題を最初に自覚したのは、小学校二年生のとき。全校集会で体育座りが自分だけできなくて、すぐあぐらをかいてしまうことがありました。周囲の子はおとなしく体育座りできるのに、僕は先生から何度注意されても同じようにできず、「なんで僕だけできないんだろう?」と首を傾《かし》げたのを覚えています。

また、小学校時代、僕はバスケットボールのクラブチームに所属していました。チームの練習開始前に、準備運動として行われる十分間のランニングをしていると、その最中にもしょっちゅう転《ころ》ぶようになっていました。

一回のランニングで最低二~三回という異常なペースで転んでいたので、親や友達など周りのみんなも「靴がおかしいんじゃない？」と心配していろいろな対策を考えてくれました。

でも、それは実は、トゥレット症の症状である「チック」の本格的な始まりだったのです。

トゥレット症だと判明した日

トゥレット症だと正式な診断を受けたのは、小学三年生のときです。

突然、首回りのリンパが腫《は》れて高熱を出した僕は、二週間ほど人生ではじめての入院をすることになりました。その入院先で僕を診《み》てくれた小児科の先生が、おかしな歩き方をする僕の様子に違和感を抱き、別途診察を受けることになったのです。

そして、診断の末、僕にはチック症があることが判明します。

このとき、かなり早い段階で医師の診断を受けられたことは、実はすごく運が良いことでした。

なぜなら、日本でチックを診ることができるお医者さんは少数派で、トゥレット症の当事者は幼少期のチック症を見過ごされがちだからです。さらに、現在ではそんな誤解は少しずつ減っていると思いますが、昔は「チック症が出るのは、親のしつけが悪いせいだ」との偏見も根強かったのです。見当違いな診断を受けて、特に具体的な治療もされずに大人になった人も少なくありません。

また、トゥレット症専門の診療科がない点も、発見が遅れる要因のひとつかもしれません。

僕自身も、チックの症状で困っている人から、「何科を受診すればよいのですか」とよく質問されるのですが、「科目にこだわらず、〝診られる〟お医者さんを探してください」としか答えられません。

現在は、以前よりもチックの存在が一般的に知られるようになって、診療できるお医者さんの数も増えているとは聞いているのですが、それでもまだまだ治療できる専門医は足りていない印象です。

そう考えると、チック以外の症状で入院したのに、たまたまチックの診察ができるお医者さんに出会えたことは、本当にラッキーだったと思います。

ちなみに、そのときの先生は現在も小児科の専門医ではありますが、僕が成人したいまでも主治医として診察を続けてくれています。

同級生に言われた「ショーガイかよ」の一言

小学校三年生で、「チック症」との診断を受けた僕ですが、正式な病名を先生から知らされていたのは両親だけです。

それというのも、小さい子どものチックは一過性の場合がほとんどで、放っておいても寛解《かんかい》することが多く、子どもには教えないで見守るのが一般的だからです。

逆に本人にチック症について伝えてしまうと、日常生活を送る際に妙に意識してしまい、余計に症状が悪化するケースもあります。

そのため、僕の場合も最初は様子を見るにとどめられていたようで、最初の診断のときに僕が先生から聞かされていたのは「心の病気」という説明のみでした。

退院後、学校で仲の良い友達には自分の事情を説明しておこうと思い、何の気なしに「実は僕がよく転んだり、じっとしていられなかったりした理由は〝心の病気〟だったんだって」と伝えてみました。

すると、それを聞いた友達は笑いながらこう言いました。

「なんだ、ショーガイかよ」

まだ小学校三年生なので、友達が「ショーガイ」という言葉の意味をわかって発言していたわけではない、とは思います。でも、仲が良いと思っていた子に、自分の病気のことを笑われ、バカにされてしまった。さらに、友達は僕に「ショーガイ」というあだ名をつけて、周囲の子どもたちとはやし立てました。

そんな友達の様子を見た瞬間、喉に小石をいっぱいに詰められたような息苦しさを感じ、ショックのあまり、何日か学校に行けなくなってしまいました。数日後からは普通に登校し、その友達とも以前と同じように普通に接するようにはなったのですが、はじめて病気をバカにされたこの経験を思い出すと、胸がきゅっと締《し》め付けられます。

その後、僕のチックは寛解するどころか、次第にひどくなっていき、「転ぶチック」に加えて、突然声を上げてしまう音声チックの症状も出てくるようにもなりました。

小学校も四年生になったとき、セカンドオピニオンを受けるため東京大学医学部附属病院にある「こころの発達診療部」へと連れて行かれ、そこで正式に「チック症である」と告げられたのでした。

「自分は病気だ」と知って、ホッとした

小学校四年生のとき、先生から「君はチック症という病気だよ」と伝えられ、自分がどういう状況にあるのかがようやく理解できるようになりました。

病名を聞いたとき、少しホッとしたのを覚えています。

僕がよく転ぶこと、大きな声を出すのを抑えられないことは、名前のある病気だった。このよくわからない状況には、ちゃんとした理由があって、それはチックという病気のせいなんだ、と根本から理解できたからです。

また、本当の診断名を告知された際、先生から言われた「この病気は子どものころに発症しても、大人になったら良くなる可能性がある」との言葉も、僕にとっては大きな希望でした。ちなみに、この言葉は、その後も人生において、ひとつのお守りであり続けました。

十五歳くらいになったときも「あと四～五年もすれば二十歳になって大人になるから、きっと良くなるはずだ」と信じていました。残念ながら、すでに二十歳を超えても症状は治まっていませんが、いまでも「四十歳くらいになったら治まっているか

も」という希望を持っています。

この病気の仕組みは詳しくわかっていないのですが、ドーパミンという脳内物質の分泌《ぶんぴつ》量やそれらを受け取る器官などに原因があると言われていて、特効薬や治療法はありません。しかし、一定の年齢になると、それに合わせて自然と身体の機能が衰《おとろ》え、そうした脳内物質の分泌量が減り、刺激を受け取る器官の感度も落ちるそうで、症状が治まる人が多いのだそうです。

あと十年、十五年したら、もしかしたら僕の症状も治まっているかもしれない。そんな期待を胸に、僕はいまも毎日を過ごしています。

「自分はこういう病気を持っている」と説明する大切さ

病気だとわかってからの僕は、自分の病気をできるだけ周囲の人に説明しようと決めました。

その理由は、このチックの症状のせいで、周囲からからかわれたり、変な目で見られたりすることが増えていたからです。

たとえば、小学校時代に所属していたバスケットボールのクラブチームで他の学校のチームと練習試合をするとき、僕がコートに立つと、相手チームのベンチからクスクスと笑い声が起こることがありました。

病気だとわかる以前の僕は、なぜ笑われているのか理解ができなかったのですが、病気だとわかってからは、相手チームから笑われると、敵陣のベンチまで歩いていって、「実は僕にはこういう病気があるんだよね」と、自分の病気について逐一《ちくいち》説明するようになりました。

僕自身もこの病気について知らなかったように、世の中の多くの人はこの病気について知らない。

「話せば、みんなに理解してもらえる」とまで思っていたわけではないのですが、「みんなが僕を笑うのは、僕の病気のことを知らないからだ」という意識がそのころから芽生《めば》えていたのでしょう。だから、自分の姿を見て笑っている人に病気があることを説明すれば、笑われなくなるだろうと思ったのです。

伝えたところで笑う子も多少はいたのですが、説明をすると、僕をからかうことをやめる子のほうが圧倒的に多かったです。

両親は僕が周囲に自分の病気について説明する姿を見るたびに、とても心を痛めていたようですが、僕自身は、意識が自分の内側ではなく、外側へ向いていたことはラッキーだったな、と思います。

簡単には治らない病気だと知ったがゆえに、「なぜこんな病気になったんだ」「自分の人生は終わった」と内側に向かってしまう人も多いのですが、なぜか僕の場合は、「自分が病気であることを周囲の人に伝えたら、きっとわかってもらえるはずだ」と行動につなげられていたので、病気がわかっても、そこまで深く落ち込むことはありませんでした。

同時にありがたかったのは、僕が病気を打ち明けても、多くの友達が変わらずに仲良くしてくれたことです。僕は人とかかわることが大好きなので、症状が悪化していくなかでも、大半の友達が自分と関わり続けてくれることは大きな支えになりました。

診断を受けてから、悪化した家族との仲

トゥレット症当事者が抱える悩みのひとつは、声を出したり、動いたりすることで、周囲の人にストレスを与えやすい点だと思います。

病気が発覚した数年後、僕自身も家族との折り合いがとてつもなく悪くなってし

まったことがあります。

まず悪くなったのは、母との関係です。小学校二〜三年生ぐらいで転ぶチックが出始めたときから、母は僕のことを一番心配してくれました。

しかし、一方で、まったく聞いたこともなかった病気を患った我が子を守るため、母のストレスはどんどん積み重なっていったのでしょう。

小学校四〜五年生になると、音声チックが出る頻度《ひんど》も上がって、僕は突然、「ギャッ」「アッ」などと甲高《かんだか》い声を発してしまうことも増えました。

いきなり大声を出す人が身近にいたら、誰しもびっくりするし、恐怖やストレスを感じると思います。いくら病気のせいで仕方がないとはわかっていても、長時間にわたって甲高い声を聞かせ続けられる状態に耐《た》えることは、家族であってもなかなか難しいと思います。

当時誰よりも僕と一緒に過ごす時間も長かった母は、常に緊張していたのもあり、その苦労は計《はか》り知れないものだったのでしょう。

僕が小学校高学年くらいになったころには、母はノイローゼのような状態になって、声が出るたびに「声を出すのをやめて！」と怒鳴《どな》られる機会が増えていきました。

しかし、僕のほうも自分で出したくて声を出しているわけではありません。チックの症状がどんなものかを、症状を持たない人に説明するのは、すごく難しいのですが、もっと簡単に体験できる方法は、まばたきせずに眼をずっと開け続ける状態が近いのではないかと思います。

まばたきをしないで、眼をずっと開けていると、どこかのタイミングで、「あぁ、まばたきしたい」と思う瞬間が来ます。その状態こそ、チックに非常に似ています。

頑張って目を開き続けることはできますが、不快感は残ります。その不快感を何十倍にもしたようなものが、チックの症状を抑える感覚に近いといえます。

ずっと目を開き続けることができないように、どんなに我慢《がまん》しても、いずれチックは出てしまいます。

もちろん僕も母の言葉に黙っていたわけではありません。母に怒鳴られるたびに「どんなに言われても、自分の力では止められないのだから困る！」と言い返していました。気づけば、毎日のように壮絶《そうぜつ》なケンカをするようになりました。

一方、父は仕事で忙《いそが》しくて家に帰ってくるのが遅かったせいか、僕の病気に関してはとても楽観的だったのは、僕にとっては唯一の救いでした。ただ、両親の間で病気の向き合い方に温度差があったことも、母から見れば気に入らなかったのかもしれません。

余談ですが、これまでに僕が見てきた多くのトゥレット症当事者の家族の傾向として、全体的には母親のほうが子どもを心配しており、父親は楽観的に見ているご家庭が多いように思います。なぜかはわかりませんが、母親のほうが子どもと接する時間が長いケースが多いぶん、つい心配になってしまうのかなと思います。

以前から、テレビや映画に出てくるような典型的な仲良し家族ではなかったとは思いますが、僕の病気をきっかけに、少しずつ家のなかの空気がどんよりしていくのを感じました。

また、年齢の近い兄にも、無理をさせている部分があったのでしょう。僕は小さいころからお兄ちゃんっ子だったのですが、そんな兄との関係も、だんたんと悪くなっていきました。

「好きでやってるわけじゃないのに、なんでわかってくれないの？」

母にも兄にも、涙ながらに何度もそう伝えました。

それでも、やっぱりわかってもらえない。悲しい気持ちが募《つの》り、僕の孤独感はどんどん深まっていきました。

家族だからって、ずっと向き合い続ける必要はない

いまにして思えば、あの当時、僕たち家族は、お互いもう少し距離を取るべきだったんだろうなと思います。当時の僕は小学生で「家族と別の空間で時間を過ごす」などの対策は思いつかなかったし、母も三人の子どもを持つ親として、そんな選択はできなかったでしょう。

でも、もし、僕と同じ病気を持つ人の家族がいて、悩みを抱えていたら、「無理をして当事者と四六時中向き合う必要はない」と伝えたいです。

我が家の場合、打開策となったのは、近所に住んでいた祖母の存在です。祖母が頻《ひん》繁《ぱん》に我が家に来てくれることで、家族間の緊張を緩《ゆる》めてくれました。また、祖母が来ている間に、母は家を出て買い物などに行くことで、ちょうどよいガス抜きになっていたと思います。

いま、家族は転勤で東京に引っ越し、僕以外の四人は全員一緒に暮らしています。

当時と比べると、一緒に住まなくなったことでお互いのストレスが減ったのか、僕たちの家族仲はとても良くなりました。特に改善したのは、母との関係です。自分自身が大人になったせいなのか、当時、いかに母が僕のことを心配してくれていたかを、身に染みて感じるようになりました。いまでは、誰よりも僕のことを考え続けてくれた母に、とても感謝しています。

離れて暮らすことで、改めて理解が深まり、一度失いかけた家族のつながりを取り戻すことができたのかなと感じます。

第2章

自分の病気について考えさせられた中高時代

親の転勤で突然のアメリカ留学

中学校に上がった後、僕のチック症はどんどん悪化していきました。

しかし、親や先生など、周囲からの配慮《はいりょ》のおかげで、中学校のクラスは、小学校からの友達がたくさんいる状態で進学することができました。環境の変化によって症状が悪化しがちなトゥレット症ですが、周囲の友達のサポートもあって、入学してすぐに新しいクラスメイトともうまくなじむことができたのです。

当初は「きちんと周囲に受け入れてもらえるだろうか」と心配していた僕の病気についても、クラス内ではひとつの個性やトレードマークとして認識されていました。

たとえば、仮に「うるせえ！」「なんだお前」などと言ってはいけない言葉を口にしてしまう汚言症が出たとしても、「酒井がまた変なこと言ってるよ！」とみんなが面白《おもしろ》がってくれる。自分で言うのもなんですが、ちょっとした人気者みたいな雰囲気《ふんいき》すらありました。

考えうるなかで最高の状態で中学生活のスタートを切った僕でしたが、その一か月後、それは突然の終わりを迎えます。

父親の仕事の関係で、突然アメリカに引っ越すことになったからです。

最初、僕は「行きたくない！」と両親に強く抗議《こうぎ》しました。せっかく仲良くなったクラスメイトと離れたくなかったことに加えて、クラスには僕が小学校のころから片思いしていた女の子もいたからです。中学校に上がってからようやく両思いになれそうな気配があり、いま、ここで彼女と離れたくないとも思ったのです。

また、ちょうどその年に地域で有名な進学校に進学したばかりだった兄は、いまから学校を変えるのももったいないという理由で、そのまま日本に残ると決めていました。「お兄ちゃんが残るなら僕も残ってもいいじゃないか」と強く訴えましたが、両親としては一番手のかかる僕を日本に置いていくという選択肢はなかったのでしょう。

僕の必死の抗議もむなしく、両親と妹と一緒に僕は日本を離れ、中学一年生の六月にアメリカのロサンゼルスに移住することになったのです。

しかし、そんな「行きたくない！」と言っていたアメリカで、僕は日米における衝撃《しょうげき》的な価値観の違いを目にすることになりました。

アメリカでは、驚くほどすんなり受け入れられた僕の病気

中学一年生の六月ごろ。日本から、アメリカへの引っ越しによる環境の変化はとても大きなストレスでした。

英語も喋《しゃべ》れなかったので、言葉も通じなければ、友人関係もリセット。文化も、なにもかも違う。しかし、僕を日本人学校に行かせる選択肢は、両親にはなかったようで、日本での授業にもついていけるように週二〜三回塾に通いつつ、現地校に通うことになりました。

現地の子ばかりで全くなじめないのではないかと不安だったのですが、いろいろな国籍や人種の人々が集まるロサンゼルスという土地柄もあってか、僕のようなアジア人をはじめ、多様な生徒がいたので、日本人である僕が悪目立ちすることはありませんでした。

最初のころ、とにかく大変だったのは、英語ができないことです。学校の授業には、正直全然ついていけていなかったと思います。

しかし、一番心配していた僕の病気については、アメリカの学校では、びっくりす

るほどすんなりと受け入れられました。

特に驚いたのが、学校側の受け入れ態勢についてです。

日本では、仮に僕が新しい学校に入る際は、両親がまず学校側と「こういう病気があるので、こういう対策が必要になると思う」と先回りして相談し、受け入れ態勢について話し合うという流れを取る必要がありました。

一般的にはわかりづらい病気なので、学校に受け入れてもらうまでには、なかなかいろいろな折衝《せっしょう》が必要になりました。その点では両親にはとても負担をかけたと申し訳なく思っています。

一方、アメリカの学校に入る際、父親が頑張って僕の症状を英語の書面にして、「この子はトゥレット症で、授業中に声を出したり、身体が動いてしまったりする病気である」と伝えたら、学校側は細かいことは質問せず、「あぁ、そうなんですね。わかりました」と極めてすんなりと受け入れてくれたのです。

いざ、入学初日。授業が実際に始まると、その冒頭で先生がさらっと「新しく転校生が来ました。この子はこういう病気だから声が出たり、動いたりします」と説明しただけで、僕の紹介は終了。その後は、普通に授業が進められました。

生徒側もその説明を聞いた後は、授業中に僕が声を出そうが、身体を動かそうが、みんな振り返りもせず、全く気にしないままに授業に取り組んでいました。

一度僕が授業中に音を出して、あまりに騒《さわ》がしかったときに、クラスの女の子から「ちょっと静かにしてよ」と言われたこともありましたが、それでおしまい。

学校で出会った子たちに、「僕は勝手に声が出てしまう病気なんだ」と伝えても、「ふーん。そうなんだね」と言って大半の生徒はそれで何も気にしません。

いま思えば、アメリカでは、個人を強く尊重する文化があるので、他人の病気をあだこうだ言う文化がなかったのでしょう。

もちろん、たまたま僕が行ったエリアがカルフォルニアのロサンゼルスといういろいろな人が住む大都会であり、多様性への寛容な考え方が根付いている人たちが多かったというのも主な要因だと思います。もし、差別が横行している地域であれば、こんな風にストレートには受け入れてもらえなかったかもしれません。

そんな恵まれた環境で学校に通えたおかげで、僕の病気について何か言う人間はほとんどいませんでした。

仮に事情を知らないほかの生徒から「お前はなんでそんな風に声が出るんだ？」「どうしてリュウセイは身体が動くんだ？」とからかわれたとしても、「こういう病気なんだ」と説明したら、それ以降同じ話題について相手は触れてこない。たまに、それでも病気について突っ込んでくる人がいたら、周囲の生徒たちが「彼は病気なんだからそういうことを言うな」と率先して反論してくれるような雰囲気もありました。

このアメリカでの経験で、僕が抱いていた障害に対する価値観はだいぶ変わったと思います。

僕が出会ったアメリカ人の生徒たちは「そういう病気を持っているのはひとつの個性であって、本質はまた別のところにある」という考えを持っていて、受け入れている。

誰もが「病気があるから、なに？」という姿勢を貫き通していて、チックの症状を持つ僕を決して特別扱いするわけではないけれども、必要な配慮はしてくれるという、非常にほどよい距離感を保ってくれました。

日本でそんな対応に出会ったことは一度もなかったので、こうした生徒たちの様子を見て、「この国はすごいな、なんなんだ！」とかなり衝撃を受けました。

アメリカと日本で感じた、さまざまな感覚の違い

日本では「病気がある人」として常に気を遣《つか》われる存在だった僕ですが、アメリカの学校での僕は「多様な人間のひとり」として扱われたことはとても新鮮でした。たとえば、日本で友達と一緒に何かをやるときは、先生が率先して僕のできることを判断して指示するようなケースが多かったのですが、アメリカでは先生が言わずとも生徒たちが動いて僕の役割を教えてくれる。過剰《かじょう》に気を遣われるわけでもなく、「各自やれることをやろう」という空気が自然とできあがっているように思いました。

両者にはあまり違いは感じられないように見えるかもしれませんが、僕のなかでは大きな違いで、強く感銘を受けました。

また、どんなに深刻な病気を持っていても、本人が望めばほかの子と変わらない待遇を受けられる点も、大きなカルチャーショックでした。

クラスには僕以上に重度な病気を持つ生徒がおり、日本であれば特殊学級に行くようなレベルであったと思います。ですが、その生徒の隣にはいつも介護ボランティアの人がついていて、サポートを受けつつ、ほかの生徒と可能な限り一緒に授業を受け

られる態勢でした。
「この子は病気があるけれども、ほかの生徒たちと同じように授業を受ける権利がある」と、周囲の教師や生徒たちもごく当たり前に受け入れている。いまから十年前の時点で、いわゆる「多様性（ダイバーシティ）」の考え方が深く浸透していたのだと思います。

日本であれば学校側が「責任を持てない」と言って回避しそうな状況でも、アメリカでは本人の意思があればどんな病気があっても尊重される。その感覚を知るのは、とても新鮮でした。

そのほか日本とアメリカの大きな違いとして面白かったのが、暴力に対する意識の差です。日本の学校で取っ組み合いレベルの喧嘩《けんか》が起きたとしても、おそらく周囲のだれかが仲裁《ちゅうさい》に入って取りなされることが多いと思います。でも、アメリカではそんな喧嘩はびっくりするほど大事件になります。
ある日、僕が仲良くなった日本人の友達同士が学校で大喧嘩をしたことがあるのですが、学校では「ただの生徒の喧嘩」ではなく、大きな「暴力事件」として扱われ、その罰《ばつ》として、どちらの友達も一週間の停学という厳しい処分を受けたのです。

中学生であっても、一人の人間として、やってはいけないことは厳しく罰せられる。また、どんな相手であっても、個人として存在する以上、身体的な暴力や精神的な攻撃はすべきではないという考え方が伝わってきました。

もうひとつアメリカの学校で驚いたのが、教師陣には非常に多様なバックグラウンドを持つ人材がそろっていたことです。

日本の教育界では、大学で教育実習をうけて教員免許を取って、そこから一度も会社などに就職することなく教師になった人が多数派だと思うのですが、アメリカでは転職を経て教師になる人も多く、「自分は元消防士だった」「自分は元農家だった」というように、さまざまな面白い経歴を持った先生ばかりでした。

だからといって、教師としての能力が低いかというとそんなことは全くありません。むしろそんな教師たちの授業には決まった「型」みたいなものがなく、それぞれのカラーがものすごく出ており、自由気ままな雰囲気はとても素敵だなと感じました。

「病気である」こと以外の個性を探す必要性

アメリカでの生活は、病気に対して深い理解があって快適な一方で、実は内心、「これは困ったことになったぞ」と焦《あせ》りも感じていました。

なぜなら、日本ではチックを通じて、面白がられることで友達作りをしていた側面もあったのですが、アメリカでは「チックのあるリュウセイ」ではなく、「リュウセイ」という一人の人間の個性を重視されるので、「あなたにチックがあることはわかった。で、あなたは何が好きで、何ができて、どんな人なの？」と、より内面的な特徴を突き詰めて説明することを求められているように感じたからです。

本来は喜ぶべきことなのでしょうが、僕自身は正直かなり戸惑いました。

いままで僕にとって悩みの対象だった「チック」という症状を、実は自分が個性として利用してきた一面もあったのだとはじめて気づかされたのです。

さまざまな個性を持った学生や先生たちに囲まれるなか、僕はいままで持っていた「日本的な価値観」を捨てて、型にはまらない多様な生き方をしなければ置いていかれてしまうと強く感じるようになっていきました。

さらに、その当時の僕は、自分の病気は成人したら治ると信じていたのもあり、

「もし、病気が治って、僕には何も残らなかった場合、その先はどうやって生きていくのか」「仮に病気ばかりにフォーカスした人生を送っていたら、もし病気が治った場合に『僕らしさ』はどこに行ってしまうのか」を真剣に悩み、病気以外の自分の個性についてもひたすら考えるようになったのです。

その点で、アメリカで過ごした中学時代は、「自分らしさ」というものを考えさせられる良いきっかけだったと思います。

帰国後、人生の親友に出会った中学時代

中学校三年生のとき、父のアメリカでの赴任が終わり、僕たち家族は日本に戻ることになりました。アメリカでは学期が終わる六月に中学校を卒業していましたが、帰国すると以前通っていた日本の中学校へ再び編入することになりました。

二年経《た》っても知り合いや友達がいる学校に戻れるのはありがたいことでしたが、中学三年生といえば、多感な時期で、心にも身体にも大きな変化が現れる時期です。

しかも、高校受験を控えていたため、みんなどこかピリピリした空気も漂《ただよ》ってい

ました。そんななかで授業中に大声を上げてしまう僕のような存在は、周りにとって迷惑この上ない存在だったと思います。それに加えて、不在だった二年間で入学当初の友達関係はだいぶ変わってしまっており、僕は最初、学校では孤立していました。

また、僕が編入したクラスの先生は新任の方だったせいか、僕の病気のことも正直あまり理解できていなかったようでした。実際、授業中に僕が突発的に声を出す際も「酒井君、もうちょっと静かにできない？」とよく言われるようになったのは、なかなかつらいことでした。

自分では意識していなかったのですが、当時は、すっかりアメリカ的な価値観が身についていたようで、またしても日本の「型にはまる」文化に戻ることになり、正直、とても戸惑いました。

しかし、孤立していた僕に、話しかけてくれる一人のクラスメイトの存在が、僕の学生生活に変化をもたらしてくれました。

彼は、学校のなかでも〝浮いてるヤツ〟だったのですが、他のクラスメイトと違い、僕の病気のことを気にせず、普通に接してくれる数少ない人間でした。

それから、彼を中心にした四人グループでよく集まり、勉強したり遊んだりするようになり、中学校での孤独感は薄れていきました。その彼は、いまでも仲のいい大切な親友です。現在、彼は漫画家をめざして、某有名漫画家のアシスタントとして頑張っています。いつか、彼の書いた漫画の単行本を読むことが、将来の楽しみのひとつです。

特別支援か、一般校かで悩んだ高校受験

日本に帰ってきた僕を、とにかく悩ませたのが中学卒業後の進路でした。仲の良い友達と同じように学校に行って、青春がしたい。つらいことはもちろんあるのですが、昔から僕は学校が好きで、人とかかわるのも大好きです。だからみんなと一緒に一般校に進学したいという気持ちが非常に強かったのです。

普通に高校へ行って、普通に大学に行って……そのころには大人になって、もしかしたら病気も治っているかもしれない。そんな希望ももちろんありました。

ですが、日本に帰ってきた僕を出迎えたのは、「あなたには一般校への進学は無理です」という進路指導の先生からの一言でした。

もちろん、先生は悪意からそんな言葉を言ったわけではありません。特別支援学校は、サポートを必要としている生徒が行くべき場所で、病気である自分にとってストレスが少ない環境が揃《そろ》っている点では、僕のように重度のトゥレット症を抱える生徒の進路としては、おそらく非常に理にかなったものだったと思います。

進路指導の先生は僕の普段の様子を見ていたからこそ、僕には一般校よりも特別支援学校がいいだろうという配慮の末に言ってくれたのは間違いありません。たしかに、僕のような病気を持つ生徒が、一般の高校にまったく友達のいない状態で行っても、学校生活がうまくいくイメージが浮かばなかったのはわかります。

仮に一般校に行けば無理させることが目に見えているのに、一般校をすすめるのは忍びない。いま考えれば当たり前の判断だったのでしょう。そんな〝心配〟を受けて、「僕の『一般の高校に行きたい』という希望を叶《かな》えるのは難しいのだ。そういうものなのかな」と、一瞬は納得しかけました。

しかし、昔から僕の行動原理のひとつに根付いていたのが、「反骨精神」です。周囲から「無理でしょ」と言われるほどに、僕は「いや、無理じゃないんじゃないか？」とすぐに思って行動するタイプです。

先生が見ているのは僕の病気だけで、僕自身を見ていないんじゃないか。いままでだって、特別支援校に行くことはできたのに、一般校でなんとかやってきた。「無理だ」と言われていた環境でもやっていけることを証明したい。

そんな反発から芽生えた反骨精神がのちに大きな力になっていくのは、大人になったいまもずっと変わっていません。このときも「いや、僕だって一般の学校に行って、青春したっていいじゃないか！」という強い気持ちが生まれ、「やっぱりみんなと同じように一般校に行きたい！」と先生に訴えました。

しかも、学校から提案された進路指導に対して、僕よりも強く反発していたのは、僕の両親です。

両親には僕よりもっと「個」を尊重する考え方が浸透していたのかもしれません。「本人が行きたいと言っているのだから、受験するのは自由じゃないか」と強く先生に抗議してくれました。

三者面談、四者面談と回を重ねていましたが、一般校へ行きたい僕と行かせたい両親、特別支援学校を勧める学校側との話し合いは平行線のままずっと続き、最終的には校長先生との話し合いを経《へ》て、ようやく、僕は一般校を受験することができました。

なお「その高校に進学するには学力も足りない」と先生には言われていたのですが、親友も含めて仲良しだった友人たちと、よく勉強会を開いて、受験対策をしました。学力面での条件さえきちんと満たしていれば、一般校への道はかならずひらくはずだ。

その時点では、僕はそう思っていました。

アメリカ留学後、感じた日本の高校の高いハードル

いざ、学内における調整を経て、志望校への道は開けたものの、トゥレット症を抱えながらの高校受験は正直言ってとても大変でした。

ほかの大半の生徒と同様に、僕も私立・公立両方で志望校を選んで受験をしようとしたのですが、私立高校に問い合わせると、その大半の学校で門前払いをくらってしまったのです。

僕の病気を説明すると「そんな重度な症状では、この学校で受け入れるのは厳しいですね」と言われたり、書面や電話で入学拒否の連絡をもらったり……。明らかに学力が足りているところであっても、病気を理由に受験自体が拒否されました。

ここまで自分の存在が、社会的に受け入れてもらえないという経験は、僕にとってはじめてで、社会の壁というものを大きく感じ、「自分の今後の人生はどうなってしまうんだろう」と身動きの取れない閉塞感《へいそくかん》に苛《さいな》まれていきました。

何校目かの私立高校から「あなたは受験できません」と断りの連絡が入った日、母が泣きながら僕を抱きしめてくれ、思わず一緒に泣いたことを覚えています。

当時は「なぜ受け入れてもらえないのだろう?」と疑問に思いましたが、いま考えると、私立校は、基本的にトラブルを避ける傾向にあるのだと理解できます。それはもちろん、他の生徒のためだったり、受け入れる態勢がそもそもなかったりという〝正当な理由〟があるからで、その体質を変えることはなかなか難しいのでしょう。

何校か当たった末、ようやく県内にある私立の男子校で、僕と同じ病気の子どもを受け入れた実績がある学校に巡り合いました。僕はその学校を受験し、無事に合格できました。

贅沢《ぜいたく》な話ではありますが、私立に受かると公立校にも受かりたい気持ちも高まってきます。

僕が志望した公立校は、栃木県立宇都宮北高等学校という共学校でした。進学校で、しっかりとした教育方針を持っていると評判が高く、古くから日米交流プログラムを取り入れていて、姉妹校がアメリカにあったり、帰国子女枠を早くから取り入れたりと、当時としても先進的な価値観を持っていました。

それほどリベラルな校風であれば自分の病気も受け入れてもらえるのではという希望のもと、僕はいろいろと悩んだ末、宇都宮北高校を第一志望にしました。先に合格した私立のおかげで、すでに自分が進学できる学校がひとつはあると思うと気持ちが軽くなり、心理的にも穏やかな状態で第一志望校の試験に臨むことができました。

そして、中学三年生の冬、無事に合格し、僕の高校受験は終了しました。

なお、これは後日聞かされた話ではあるのですが、実は宇都宮北高校でも、最初は僕を受け入れるかどうかという話し合いがされたようです。もちろん、ほかの高校のように「この生徒を受け入れてもちゃんとやっていけないのではないか」という反対意見もあがったと思います。

しかし、最終的には「入学できる成績を満たしているのに、落とす理由が〝障害の有無〟では、教育という正義に反する」という結論に至ったそうで、この判断をしてくれた学校には、いまも本当に感謝しています。

念願の高校生活で、助けになったのは「お菓子」の存在

新たに通うことになった高校は、宇都宮市内の僕が住む地域とは反対側にありました。

チック症が出ると困るので、電車やバスといった公共交通機関が嫌いな僕は、通学には自転車で毎日約一時間かけていました。アップダウンの激しい道で、最初のころは、通学後、自転車を降りたら、脚が生まれたての子鹿《こじか》みたいにプルプル震えてしまうほど。転びやすくなる雨や雪の日などは、自転車ごと両親に車で送ってもらうこともありました。

そんな通学が苦にならなかったのは、自分で選んだ学校に通うことができた喜びと、中学時代の親友と毎日同じ高校に通える楽しさがあったからです。ついでに、ずいぶん脚力もついたんじゃないかと思います。

迎えた入学初日。入学式が終わった後、僕一人だけ職員室に呼び出され、先生方の

前で「酒井です」と挨拶《あいさつ》をさせられました。

いまから思えば、先生の間で僕を病気ごと受け入れるかそうでないかの協議を重ねていたなかで、「酒井とはどんな生徒なのだろうか」と、態勢を整えるために知る必要があったのかもしれません。

ただ、この高校の先生は良い方ばかりで、この日以来、多くの先生たちが僕を見かけるたびに声をかけてくれ、気遣いをしてくれるようになりました。

当初は喜びとともに始まった高校生活でしたが、最初の一年間、僕には友達がなかなかできませんでした。

その原因のひとつは、僕を知っている友達が、中学時代に仲良くなった親友以外に誰もいなかったことです。中学校時代は、小学校からの友達のおかげで、僕の病気は受け入れられていましたが、高校に入ったら、親友以外に僕の病気について知る人は誰もいません。高校生にもなると大人っぽくなるので、逆に事なかれ主義を選ぶようになって、遠巻きにされていた部分もあるでしょう。

周囲は病気を持つ僕とどうやって接したらいいかわからないし、僕もみんなにどう応《こた》えたらいいかわからない状態でした。

これまではトゥレット症がひとつの個性として皆に受け入れられてきましたが、高校生にもなると、いままでとは違ったやり方が必要です。そろそろ、アメリカ時代からずっと考えていた「病気以外のアイデンティティ」を見つける必要がありました。

結果的には「自分らしさ」を確立するのはもう少し先の話になりますが、僕が友達作りのために実践《じっせん》したのは「お菓子をたくさん持って学校へ行くこと」でした。大好きなお菓子を通じて学校のみんなと毎日コミュニケーションを取れたら楽しいなと単純に思ったのです。

そこで、母と一緒に買い物に行ったときに、「学校に行くときにお菓子を持っていきたいから」とお願いして、余分にお菓子を買ってもらうようになりました。

僕が持っていったお菓子はいろいろなものがありましたが、基本的には小分けできるものを選び、その場で一緒に食べたり、後でおやつとして好きなタイミングに食べられるように小袋で渡したりと、工夫するようになりました。

「これ一緒に食べない？」と周囲にお菓子を配っていると、次第に、僕がお菓子を持っていることがクラスメイトに知れ渡り、いつしか「お菓子をくれる酒井くん」というイメージがつくようになっていきます。

そのうち、「お菓子食べたかったら酒井のとこ行けば？」と友達の間で共通認識が生まれ、クラスメイトから「酒井くん、今日のお菓子なに？」と聞かれるようにもなりました。

お菓子という武器を使ってではありますが、そこから周囲とコミュニケーションができたら僕としては作戦成功です。

お菓子作戦をきっかけに、僕が好きなゲームやアニメの話をする機会も増え、同じ趣味の友達ができて、僕の高校生活はどんどん楽しいものになっていきました。高校時代にできた友達とは、いまでも交流があるほど深い関係です。

僕が受けてきた「合理的配慮」について

中学から高校にかけては、学校のなかで「合理的配慮」という概念が浸透し始めたことも、僕にとってはとてもありがたいことでした。

「合理的配慮」とは、障害や病気を持っている人であっても、就業や学業などのシーンで、ほかの人と同じように保障され、社会に平等に参加できるように配慮するという試みです。

二〇一六年四月に「障害を理由とする差別の解消の推進に関する法律（障害者差別解消法）」が施行され、全ての公立学校等では、障害のある子どもたちには、必要に応じてこの合理的配慮を提供することが義務化されました。

また、二〇二一年に障害者差別解消法が改正され、二〇二四年四月からは事業者による障害のある人への「合理的配慮の提供」が義務化されるようになりました。今後、ますますこの動きは加速していくことでしょう。


この制度のおかげで、僕自身も、中学・高校時代ぐらいからさまざまな合理的配慮を受けて学校生活を送ってきました。

わかりやすいのが、テストや試験を受けるときの環境でしょう。

これは「テスト・アコモデーション」と呼ばれ、何かしらの障害を持った子どもの特性がテスト結果に不利な結果を与えてしまう場合は、特性に合わせた環境の調整が行われるというものです。

たとえば、トゥレット症の当事者のなかには、運動チックなどの影響で字を書くのに、とても時間がかかる人もいます。頭のなかでは何を書けばいいのかわかっているのに、きれいな字を書くために何度も書いては消して、という行為を繰り返すので、当然時間がかかります。普通の生徒たちと一緒に試験を受けていては、すぐに時間がなくなってしまう。

僕自身も字を書くのにはとてつもない時間がかかるため、中学校や高校での僕の試験時間はほかの学生の一・三倍の時間の長さがもうけられていました。なお、高校受験の際も同様です。

また、ほかの生徒であればマークシート形式で受ける試験も、マークシートをうまく塗りつぶせないという理由で○をつける方式で回答ができる答案用紙にしてもらったり、答案用紙の大きさ自体も、約二倍の大きさのものを使わせてもらったりしていました。

「自分だけ特別待遇でいいのか」と引け目を感じるかもしれませんが、「自分ができないこと」を学校側に伝えるのを恥ずかしがることはありません。合理的配慮は「優遇」ではなく、僕たちが普通の人たちと一緒に学ぶために、マイナスをゼロにしてもらうために必要な試みだと思います。

のちに大学に進学した後も、テストなどの際は、同じように合理的配慮を受けていました。

もしかしたら、そんな僕の様子を見て「なんで酒井だけ試験時間が長いんだ。ずるいじゃないか」と感じる生徒もいたのではないかと思います。ただ、学校側が配慮してくれたのか、そういった声が僕の耳に入ったことはありません。そんな環境で学生生活を送れたことは、とてもありがたいことだったと思います。

「平等」と「公平」は違う

「合理的配慮」は難しい話ですが、その人の事情によって工夫するのは、何も病気がある人に限った話ではありません。

たとえば、身長が低い人であれば、高いところにあるものを取るときには台を使います。目が悪い人は眼鏡をかけます。これはみんなより優遇されたいというわけではなく、何かしらハンデを抱える人たちが〝みんなと同じスタート地点に立てる〟ように必要な行為だと思います。

仮に〝平等〟に、病気のない人が僕と同じような配慮を受けたとしたら、その「差」は埋まりません。しかし、生まれている差の分を埋めることによって、〝公平〟な状態をめざすのが合理的配慮だといえます。

僕は周囲に恵まれていたので、周りの配慮によって公平な環境を維持し、自分の希望する道に行くことができました。

いま思い返せば本当にラッキーだったと思います。

つらい時間は「一人になる」などの工夫で乗り切った

合理的配慮を受けるなかで、僕のなかでもひとつの変化が生まれます。

それは、配慮を相手任せにするのではなく、自分から何が必要かというアクションをもっと積極的に起こすべきではないかと思うようになったことです。そこで、学校側がしてくれる配慮だけに限らず、「突発的に起こるチックの症状には対策方法はないのか」と考えるようになりました。

たとえば、いくら病気だと理解してもらっていても、病院や試験会場、お葬式《そうしき》など静かな場所や厳粛《げんしゅく》な雰囲気が漂う場所では、突然声を出したり、大きな身振り手振りをしたりするのは、適さない行動でしょう。いままでは周囲の好意に甘えてきましたが、自分でも対策できる部分は対策しようと考えたのです。

そこで、まず僕が学校側に提案したのが「突発的なチックの症状が出たときは、一人になるのを許してもらう」ことでした。

それまでにも僕は学校などで一人にしてもらう機会がなかったわけではありません。たとえば、試験を受けている最中に、僕のように声や動作音を出す生徒がいると、集中している周囲のほかの生徒の迷惑になります。また、音声チックの影響で、自分が考えていることを口に出してしまいがちなため、解いているテストの答えを声に出してしまう可能性もありました。

そこで、テストを受けるときだけは、いつも一人別室で受けさせてもらうことで、対策を取っていました。

その体験を思い出し、試験以外のシーンでも「ほかの人の迷惑になりそうだな」「自分の気持ちが安定しないな」と思ったときは、無理せずに率先して一人の時間を作るようにしようと考えたのです。

その代表的な例が、一人で集中して何かに向き合う時間です。大きな試験でなかったとしても、クラスのみんなが問題に集中しているときに、僕が大声を出すと、周囲に悪影響を与えるだけではなく、みんなからの心証も悪くなってしまいます。でも、僕の側でも、「やってはいけない」と強く考えれば考えるほどに、ますます緊張感が高まって、症状が悪化する可能性もあります。

そんな事態を防ぐために、自習の時間や小テストの時間などは、教室を移動して、別室で取り組むようになりました。

仮に五分程度の小テストであっても、静けさが求められるシーンでは、どんどん場所を移動して一人になるようになったのです。はた目からは大変そうに見えたかもしれませんが、僕としては、人に迷惑をかけるほうがいやだったので、全く負担にはなりませんでした。

もし、同じようにトゥレット症の人で、僕と同じような緊張を抱えている学生さんがいらっしゃるのならば、ぜひこの「場所を移動して一人になる時間を作る」ことを実践してみてほしいと思います。

指定席は「廊下側の一番前」

何かあったときにすぐに移動できるようにと、学校での僕の席は、廊下側の一番前を〝指定席〟にしてもらったのも、このときに編み出した工夫のひとつです。

なぜ、この位置だったかというと、仮に音声チックの症状で突発的に大声が出てしまっても、一番前の席に座っていれば僕の声を直接浴びるクラスメイトはいないからです。あまりに状態が悪い場合は、ドアから近い席であれば、すぐに教室を出て、どこかに行けるという安心感もありました。

「外へ出やすい」という点では、廊下側の一番後ろの席に座るという手段もあったでしょう。一番後ろの席は教室を出ていくときは目立たないという利点もありますが、一方で、前に座っている子が僕の声や動作音が気になって授業に集中できなくなってしまい、迷惑をかけるだろうなと考えたのです。

こうした小さな工夫ではありますが、みんなに自分を受け入れてもらうためにはどうすればいいかを考えた末の結果です。

場合によっては特別扱いに見えてしまうかもしれませんが、みんなに迷惑をかけたり、授業を中断したりするよりはずっと良いので、僕の場合は、先生に相談して、いつも〝指定席〟に座らせてもらうようになりました。

将来は「福祉《ふくし》」の道に進むと決める

高校に入った後、僕は早々に進路について考えるようになりました。

そのきっかけをくれたのは、僕にとって「恩師」と呼べる一人の女性の国語の先生でした。彼女は母と同じくらいの年齢で、一年生のときに副担任、二年生からは担任として、僕のクラスを受け持ってくれたベテランです。

過去に聴覚障害を持つ生徒さんを担当したことがあったそうで、その経験から、障害を持つ者が、周囲とどのように折り合いをつけていくかをアドバイスしてくれました。その教えはいまも僕の役に立っています。

特にお世話になったのが、僕の進路を決めるときでした。まだ同級生は進路のことを考えてもいないような高校生活も早いうちから、先生はとても親身になって、「僕が進みたい道はどんな道なのか」を一緒に考えてくれました。わざわざ個別に時間をくれて、話をよく聞いてくれたのは本当にありがたかったです。

先生と何度も話すうちに、僕はこの自分自身の経験を活かせる進路はなんだろうと考えるようになりました。そして、出てきた答えは「福祉の道」でした。

一度福祉の道に進むと決めた後は、先生と一緒に、どの大学のどの学科で、卒業後はどんな職業につくかを考えるようになりました。

そして、「実際に現場を見たほうがよい」という先生のアドバイスに従い、福祉関係の施設にボランティアへ行くようにもなりました。

その施設は、偶然にも、かつて高校進学先に迷っていた際に選択肢のひとつと考えていた特別支援学校でした。

そのボランティア先で、僕は、実際に身体を動かすことができない生徒さんたちにはじめて出会いました。そのとき、最初に僕が思ったのは「チック症を持つ僕が、この人たちに触ったら、ケガをさせてしまうかもしれない」ということ。

もし、生徒さんと接するときに僕のチック症が出てしまえば、突然相手を叩いてしまったり、身体を支えるシーンで転んでしまったりする可能性もあります。

そのリスクがある以上は、物理的に関わっていくのは難しい。でも、自分と同じように、何かで苦しんでいる人達を前にして、僕は具体的にどんなことができて、どんなことができないのか、どう病気を制御していくか。それまであまり考えてこなかった課題を、ボランティアを通じて、一気に眼の前に突きつけられたような気分でした。

こうしたボランティア体験をしていくなかで、次第に僕が興味を持ったのは心理カウンセラーの資格を取ることです。

僕は小学校のころから、同じカウンセラーの先生にずっとお世話になっていました。たくさんの悩みを聞いてもらい、たくさんの解決法を示してくれた、そんな先生の姿がまぶしかったのかもしれません。彼らのように、自分の境遇や経験を活かして、同じように悩んでいる人たちを対話によって助けることができたらと考えたのです。

そして、カウンセラー資格が取れるような学校・大学に進学しようと進路を決めました。

あまりの待遇に驚いた、桜美林《おうびりん》大学の説明会

恩師の先生との進路相談を経て、進学を決めた僕ですが、またしても大学選びで難航します。

最初は、当時住んでいた栃木県の大学も検討したのですが、残念ながら受け入れてくれるところはありませんでした。

オープンキャンパスで学校の職員さんたちに僕の病気について相談してみると、次々と返ってくるのは「あなたのような生徒を受け入れる態勢が整っていない」との

答え。まさに、高校選びと同じように、ことごとく入学を断られる状況が起こったのです。

でも、そこであきらめている場合ではありません。次に僕がとった行動は、関東近辺にある福祉関係の大学のオープンキャンパスを回ること。北は仙台、南は神奈川までという広い範囲で、父が一緒に大学めぐりに付き合ってくれました。

さまざまな大学を回るなかでも、重度のトゥレット症を持つ僕に対して、一番手厚く対話を重ねてくれたのが桜美林大学でした。

まず、驚いたのが、オープンキャンパスの後、父と一緒に相談のための面談に行ったとき、桜美林大学側は、驚くほどの大人数で僕たちを出迎えてくれました。事務職や教授など総勢十人くらいはいたでしょうか。

これまでの大学では、担当者は多くても二、三人程度だったのに対し、桜美林大学ではまるで取り囲むような態勢で、僕たちの相談を親身になって聞いてくれました。もし入学したらどのようなサポートが受けられるかといった疑問についても、非常に丁寧に説明してくれたのです。

大学側が準備するさまざまなケアがあるなかで、個人的にとても心惹《こころひ》かれたのが、すべての生徒に一人ずつ担当の先生がつく点でした。

少し細かい話になりますが、桜美林大学では、学部や学科を「学群」と呼びます。そして、入学したあと、すべての生徒に所属する学群から一人の担当の先生がつくのが一般的でした。仮に僕が桜美林大学に入学した場合は、担当の先生が講義についての悩み相談に加えて、僕の病気に関する対応もしてくれるとのこと。さらに、毎期ごとにカリキュラムを決めたなら、関係各所に僕の病気についても事前に伝えてくれる上に、講義の進め方も随時《ずいじ》相談できるとも伝えられました。

たとえば、仮に前期の授業でうまくいかなかったことがあれば、今期はどうするか対策を考えたうえで、僕の状態と同様にその内容もアップデートしてくれるというきめ細やかなフォロー態勢があるとわかりました。

大学は、中学・高校よりも関わる先生が段違いに多くなるため、どの講義の先生でも事前に話を共有してもらえる状態は、とても安心感がありました。いままでは「自分がこういう病気である」と周囲に伝えるところから全てのコミュニケーションがはじまっていたので、その手間が省けるだけで、勉強に集中できそうだとも感じました。

事実、この大学は、持病があったり、障害を持っていたりする学生へのケア態勢はとても充実しています。トゥレット症に限らず、病気や障害のある人から「どの大学がいいですか？」と聞かれた際は、僕は迷わず「桜美林大学がものすごくおすすめです！」と答えています。

そして、そんな大学側のきめ細やかなケアを見た僕は「大学に行くならここしかない！」と感じ、桜美林大学健康福祉学群への受験を決めました。

はじまった大学の受験勉強

こうして桜美林大学への進学を決意した僕でしたが、受験勉強にも苦労しました。まず、最初に難航したのは塾選びです。声が出ると講義の邪魔をしてしまうため、大勢の生徒が受講するような塾には行けません。そこで、僕が通ったのは、田んぼのど真ん中にあるような田舎の個人経営の塾でした。その塾は、同時に授業を受けるのは二、三人の生徒のみという少人数制の講義スタイルをとっていたので、僕でもなんとか受け入れてもらえたのです。

文系科目での受験を選んだ僕に必要だったのは国語と英語と世界史です。英語はアメリカに住んでいたのである程度は理解できましたが、世界史については、高校でもあまりにテストで点数がとれず、あやうく留年しかけたこともあったくらい本当に苦手だったので、とても苦労しました。そこで、できるだけ英語と国語の二教科に注力して点数を稼ぐ戦略を取ることにしました。

勉強への向き合い方にもバランスは必要でした。必ず桜美林大学に入りたいという想いから勉強は一生懸命やりたいものの、全力を出して過集中になればチックが悪化してしまいます。自分自身が無理なく進められる勉強量を見極め、症状が悪化しないように配慮しながら、勉強を進めていきました。

でも、受験勉強はつらい一方で、忘れられない不思議な高揚感を与えてくれました。勉強続きの日々はたしかに疲れるものでしたが、受験前の空気感は決して嫌いではなかったのです。

昔から、みんなと一緒に何かに没頭するのが好きだった僕にとって、受験シーズン特有の、みんなが同じ方向を向いて熱中するあの感じが、ちょっとワクワクしたのだと思います。

たった一人で受けたセンター試験

そして、いよいよ迎えたセンター試験の受験当日。

同級生みんながそろって同じ試験会場に向かうなか、僕はそことは全く別の場所をめざして歩いていました。

通常、センター試験は学校単位で志願するので、同じ学校の人たちはほとんど同じ会場で受けることになります。しかし、僕の場合は合理的配慮の一環である「テスト・アコモデーション」を利用していた兼ね合いで、別の会場にある個室の部屋で試験を受けることになっていました。

いざ、僕が試験を受ける会場に着いてみると、ほかの一般校の生徒たちもたくさんいて、学校の先生をはじめとする見送りの人々が生徒たちを「頑張れ！」と言って送り出している様子や、クラスメイト同士がお互いを励《はげ》まし合ったりしている様子が目に入りました。

「いいなぁ、自分もみんなと一緒に試験が受けたかったなぁ」

そんな想いを抱きつつ、寒空の下、会場にある個室へと向かいました。自分が他と違う存在であることはわかっていても、こういう形で実感するのは、少し悲しい気持ちになりました。

そして数週間後。ドキドキしながら受験の結果を待っていると、結果はなんとか合格。

両親はもちろん、長年進路指導に乗ってくれた恩師も、その結果を伝えたときには本当に飛び上がるように喜んでくれました。

合格通知が来たとき、「本当によかったー！」という想いと共に、ふっと身体の力が抜けて、どっと疲れが出たような気がしました。自信がなかったわけではなかったのですが、やはりトゥレット症との兼ね合いのなかでできる限り受験勉強に時間を割《さ》くことが、体力的にも精神的にも、見えないところでたくさんの負担となっていたのだと思います。

大変な思いもした受験生活でしたが、なんとか自分の夢に向かって一歩踏《ふ》み出すことができた。合格が決まった日は、新たに始まる新生活に向けて胸を膨《ふく》らませ、ワクワクした気持ちを抱えながら、眠りにつくことができました。

第3章

自分を見つめ直した
大学時代

念願の新生活でも、募《つの》る孤独感

高校受験を経て、大学生活がスタートしたものの、実は大学に入ってしばらくの間、僕はずっと孤独感を抱えていました。

というのも、高校までと違って、受ける講義も、講義の場で出会う学生も多いので、一人ひとりとそこまで深く知り合いになる機会がなく、なかなか友達ができなかったからです。

高校時代まであれば、「僕にはこういう病気があって……」と説明することが親交を深めるひとつのきっかけになっていました。でも、大学では人によって受ける講義が違うせいなのか、友達と一緒にいるときは、基本的には楽しい話しか求められていない雰囲気があり、なかなか大学では自分の話をする機会を作れず、病気のこともうまく説明できないままでした。

また、大学では「じっくりと深い話をすること」よりも「ノリが良いこと」が求められていたことも、友達ができない要因だったかもしれません。

たとえば、その場にいるクラスメイトたちの間で、どこかに出かける話が盛り上がったとします。でも、電車に長時間乗るような場所の場合、僕が行けばみんなに迷惑をかけてしまう。行きたい気持ちはあるけれども、「僕は病気だから行けない」と言うと、「あいつはノリが悪いなぁ」とその場がしらけてしまいます。また、一度断ったら、もう二度と誘われることはありません。

そんな事情もあり、病気のことを説明したくても、理解してくれる人を見つけたくても、そんな話ができる友達はなかなか見つかりませんでした。


また、ほかの学生から「あの人は怖い」と思われがちだったのも、友達作りのハードルのひとつになっていました。大学に入っても、相変わらず、突然のチック症が出ていた僕は、知らぬところで目立っていたようです。

何の予備知識もなく受けに来た講義で、突然叫んだり動いたりする人がいたら恐怖感を抱くのは当然のことです。

担当の先生からは、周囲の子たちから「酒井君はなんだか怖いし、よく叫ぶからうるさい」という話が上がっていると心配され、「どうしたらいいんだろう……」と本気で悩むようになりました。

「三分間だけ講義の冒頭の時間をください」

しかし、悩んでばかりはいられません。

孤立するこの状況を何とか回避するため、僕が思い出したのは、小さいころに自分の病気を積極的に説明していた自分の姿でした。

仮に友達ができなくても、まずは周囲の生徒たちに自分がどんな人間かを知ってもらう必要があるのではないか。なぜ、身体が動いてしまうのか。なぜ、声が出てしまうのかを、知らせておこう。

そう考えた僕は、次の新学期から、自分について説明する時間を三分間だけもらえないかと、各講義の担当の先生にお願いすることにしたのです。

そして、各講義の学期最初の授業で、次のような挨拶を繰り返しました。

「皆さんはじめまして！　酒井といいます。突然ですが、僕はトゥレット症という病気を持っています。授業中に自分の意思とは関係なく身体が動いてしまったり、大きな声を出してしまったりすることがあります。もしかしたらびっくりさせてしまうかもしれません。

自分でも迷惑をかけているのはわかっているので、気になることがあれば遠慮なく僕に言ってください！　もし言いづらいことがあれば、担当の先生に言ってくれてもかまいません。でも、こういう風に普通に話すこともできるので、もしよければ一緒に授業を受けてくれると嬉《うれ》しいです！」

新しい講義が始まるときは、知らない人もいるだろうからと、いつも同じように冒頭で挨拶をさせてもらいました。教授のマイクを片手にしゃべるのは緊張しましたが、回を重ねるにつれて、自分を説明することに慣れていったように思います。

僕と他のみんながお互い半年間安心して授業を受けられるように学校側がそういう時間を設けてくれたこともありがたいですし、みんなの貴重な授業の時間を少しもらえたこともありがたく思っています。

こうした試みがうまくいったのかはわかりませんが、「周囲の学生が〝あの人は声を出していて不思議だ〟といぶかしんでいる」という報告を受ける機会は減っていきました。

もうひとつ、サークルに入ることで、次第に友達ができていきました。

僕が入ったのは、ボードゲームサークル、ポケモンサークル、イラストサークル、そして鬼ごっこサークルの四つです。コロナ禍《か》に入ってからは実際に集まることができなくなったのが残念でしたが、いまだにこのときに出会った友達は、オンラインやリアルで集まってはゲームをする仲間であり続けてくれています。

「周りの人にはどうして病気がないんだろう」とはじめて思った

他の人には、どうして病気がないんだろう。

そんな素朴な疑問を抱くようになったのも、大学時代のことでした。

逆に言えば、どうしてそんな基本的なことをいままで考えなかったのか、自分でも不思議です。

そう思うようになったきっかけは、大学でこれまで以上に多くの人々に出会ったことでした。

僕の通っていた桜美林大学は門戸が広く、学生数は一万人を超える大きな大学です。大学側の体制は整っていて、本当にすばらしい大学ですが、学生数が多いということは、逆に言えば非常にさまざまな人がいるとも言えます。

もちろん大半の学生はそうではありませんでしたが、なかには、高校時代までとは違い、僕が自分の病気のことを伝えても、うまく理解してくれない人にでくわすという事態も多々経験しました。

たとえば、僕は高校時代に先生と交渉して授業から外《はず》れやすく、みんなの邪魔《じゃま》になりにくい「指定席」を用意してもらっていたのはすでにお伝えしましたが、大学でもそれと同じような対応をしてもらっていました。

しかし、あるときなどは、その席に知らない男子生徒が座っていたので、「実は僕はこういう病気があるので、この席を譲《ゆず》ってほしいんだけど」と伝えると、なんと鼻で笑われてしまったのです。

そんな嘘のような目に遭《あ》うと、率直に「こんな人もいるのか！」と驚きました。いまから振り返ると、高校のころまでに出会った同級生たちを念頭に置いていたので、「病気のことを伝えれば、ある程度は相手の人にもわかってもらえるものだ」と僕のほうでも思い込んでいたのだと思います。

そして、そんな周囲の優しさに支えられてきたからこそ、自分は他人とは違う病気を持って生まれて来たけれども、自分の運命を恨むことなく、受け入れて生きてこられたのでしょう。

しかし、大学でのこうした体験を通じて、「これまで僕は周囲の人が優しい人ばかりで、そのなかでずっと守られて生きてこられただけだったんだ」と知りました。

世の中には、そうではない人もいるし、他人の病気を知っていたとしてもなんとも思わないような人さえもいる。大学に入って、はじめて本当の意味での〝外の社会〟にさらされたことは、本当に大きな衝撃でした。

また、同じ講義を取る学生たちと僕の間で、勉強に対する姿勢にギャップがあったのも戸惑いの原因になりました。

高校時代に思い悩んだ末に、「この道しかない！」と福祉の道に入ることを決めた僕は、とにかく真面目に講義を受けて、カウンセラーになりたいという想いでいっぱいでした。大学に行ったら、自分と同じように福祉の道に夢を抱く学生ばかりなのだろうと、ワクワクしていたのです。

でも、いざ大学に行ってみると、同じような想いを持つ人にもたしかに出会いましたが、一方で、それぞれの学生が抱いていた将来への想いや福祉への関心には濃淡があると感じたのも事実でした。一時期は不真面目な学生の姿を見ると、正直、裏切られたような気持ちに駆られることすらもありました。いまから思えばそれぞれ違いがあることは当たり前だったのかもしれませんが、当時の僕はそれだけ福祉の夢に強い気持ちを抱いていたためか、みんながみんなそうではないということにそこではじめて直面し、戸惑いをおぼえたのです。

病気もなく、障害もなく、大学生活を満喫《まんきつ》する学生たちと、僕が同じ土俵に立って勉強するためには、そんな彼らよりも努力しなければならない。大学に入り、高校までとあまりに異なる環境とはじめての経験に戸惑い、ストレスを感じていると、次第に「なんで僕にだけ病気があるんだろう」「この人たちの何倍も自分は努力している し、真面目に物事に取り組んできたはずなのに、なんでこの人たちは病気を持たずに生まれてきたんだろう」「僕は周囲の助けを借りながら自分でこれまでの暮らしを組み立ててきたのに、周囲のみんなは苦労することなくこの生活を得られているのだ」との答えの見当たらない想いが、ふつふつと湧いてきました。

それと同時に、「この世界はなんて不平等なんだろう」と思うことも増えました。現在ではもうほとんどなくなりましたが、大学在学中は、この「他人と比べてしまうこと」による葛藤《かっとう》に、何度となく悩まされたと思います。

一人でも多く、味方を作ることの大切さ

そんな状況を打開してくれたのが、大学の教授やスタッフの存在でした。

最初は戸惑ったり、イライラしたりすることばかりの大学生活でしたが、先生たちと相談しながら、さまざまな工夫を取り入れることで、次第に環境を整えることができたのです。

そのひとつが、先ほども書いた、最初の授業での三分間の自己紹介の時間です。

病気を持ちながら授業を受けているという事情を受講者に向けて周知することで、僕が突然大きな声を出しても不思議がらずに授業を受けてもらえるようになりました。

そのほか、大学時代に特に助かったのは、自由に休憩《きゅうけい》を取らせてもらえるように、先生にお願いしていたことです。

たとえば、小・中・高と、僕はよく保健室に行っていました。保健室は、よほどのことがない限りは相談を聞いてもらえるし、仮に授業中に状態が悪くなっても、いざとなったら逃げ込める「場」にもなってくれます。そういう「逃げ場」を用意しておくことで、気持ちに余裕が出て、チックが軽くなります。

ただ、大学にはそうした「逃げ場」となる保健室はありません。

そこで、僕は大学と相談して、自分の「逃げ場」を作るために、講義中に気分が悪くなったり、症状がひどく出そうだったりするときは、離席することを認めてもらいました。

五分でも十分でも外に出させてもらって、休憩をしながら授業を受けるだけで、症状がだいぶ軽くなりました。

ここで大事だったと思うのは、自分に何が必要なのかをきちんと伝え、一人でも多くの人に自分の味方についてもらうことです。

仮に、もし僕と同じようにトゥレット症のお子さんを持つ方がいたならば、学校の先生やスタッフの方と協議を重ね、お子さんの味方に付いてもらえるように働きかけてほしいと思います。

ストレスなく授業を受けるにあたって、こちらがどのように努力して、相手がどのような環境を整えてくれればそれが実現できるのか。とにかくコミュニケーションを通じて環境を整えたことで、負担やストレスが減り、よい学校環境を整えることができたと思っています。

そのおかげで、大学時代は、人生ではじめて心から「勉強が楽しい」と思える時間となりました。

大変だったはじめての「家探し」

大学進学を機に、もうひとつ僕の環境は大きく変わりました。それは、一人暮らしを始めたことです。

それまでの僕は栃木県宇都宮市に家族と一緒に住んでいたわけですが、桜美林大学は神奈川県にあったので、さすがに栃木県から通うのは大変です。また、僕の音声チックと運動チックもどんどん深刻化していたので、家族への負担は相変わらず大きかったと思います。

少し不便はあったとしても、一人暮らしをしたほうが良いんじゃないか。そう思った僕は、学校の近くに家を借りて、一人で住むことを決めました。

しかし、一人暮らしはそんなに簡単なものではありませんでした。

まず、大変だったのが家探しです。住環境は、チックの症状にも大きく関わるものなので、なかなか手を抜けません。

家探しをする際、最初に考えたのは、立地のこと。通学のことを考えると、僕のような病気を持つ人に満員電車は鬼門《きもん》です。人でいっぱいになった電車内で、いきなり叫んだり、激しく動いたりすることを想像するだけで、どれだけ良くないことかわかるでしょう。

そのため、大学へ通学するにあたっては、電車に乗らなくて済む場所を選ぶことが必須の条件でした。高校時代のように、自転車で通学が可能な範囲で、条件に合う家を探さないといけませんでした。

一度エリアを決めたら、次に探したのが具体的な物件です。

僕はよく転ぶので、下の階に迷惑がかからないように一階の物件、あるいは下に住民がいない物件を中心に探しました。加えて、声を上げたり、モノを叩いたりしたときのために、防音や耐震のしっかりしている鉄筋コンクリート製の建物であることもはずせない条件でした。

そんな細かい条件を兼ね備えた物件を、大学の周辺という限られたエリアで見つけなければならなかったので、部屋探しにはかなり苦労しました。

最終的に僕が住むことになったのは、大学から自転車で十分のエリアにある、一階が倉庫になった部屋でした。

幸運だったのは、不動産屋さんが病気のある人に対して、非常に理解がある方だったことです。家探しの際、不動産屋さんに病気のことを相談したら、たまたまその不動産屋さんのお子さんにも持病があったそうで、僕に対して非常に親身になってくれたのです。

特に助かったのが、僕の代わりに近隣住民の理解を得るように働きかけてくれたことです。

というのも、トゥレット症の当事者は、しばしば近所から騒音トラブルでクレームが寄せられることが少なくありません。

ここまで何度もお話ししたように、僕のチックの症状のひとつは「大声を出してしまう」ものがあります。

朝でも夜でも無意識に声が出てしまっているせいで、周囲の人から「いつもあの家からは変な声が聞こえる」「もしかして何か事件が起こっているのではないか」と勘《かん》違《ちが》いされてクレームが寄せられることもあります。ときには、近隣の人に通報された結果、家に警察が来たこともあります（事情を話したら、すんなりと帰ってはもらえましたが……）。

事実、後から不動産屋さんから聞いた話では、近隣の住民から僕の出す声については、たくさんの苦情が来ていたそうです。クレームに耐えかねた大家さんからも相談を受けたそうですが、その際も不動産屋さんが僕の状況を説明して、周囲の理解を得てくれていたと聞きました。

余談ですが、現在、社会人になった僕が住んでいる家も、トゥレット症に対して理解のある大家さんが貸してくださっています。周辺に住んでいる方々も病気のことを説明したら、「あら、気にしなくていいわよ！」と言ってくださる方ばかりです。

こういう良い方に巡り合えるかどうかで、家探しは大きく変わってくるのではないかと感じています。

一人暮らしを通じて芽生えた自信

もうひとつ、一人暮らしを始めたことで大変だったのが、環境の変化によるストレスです。

長年実家暮らしだった僕は、一人暮らしを経て、これまでゼロから積み上げてきた環境を全部丸々変えることになりました。

チック症は、環境の変化で症状がひどくなることもあるのですが、僕の場合も、最初はかなり影響を受けました。

一人暮らしすることになってからは、当然ながら、食事の用意も自分ですることになります。ナイフなどを持つのは怖いので、食べていたのはスーパーのお惣菜《そうざい》や、自分で炊《た》いたご飯、コンビニのお弁当など、いかにも男子大学生のような食生活を送るようになりました。ガラスなどの食器は運動チックが出てしまうと割ってしまう危険があって使えないため、すべてプラスチック製で統一していました。

こうした食事の準備も人生はじめての経験で、かなり苦労しました。

もっとも、食べることは好きなので、家の近所にあったおいしいパン屋さんに通うのはひとつの楽しみでした。

デニッシュのおいしいお店でしたが、僕が好きだったのは「チーズフランスパン」と「あんバターパン」。友達とこの店のパンを分け合ってお腹《なか》を満たした日々は、いま思えば青春そのものだったと思います。

そのほか、掃除や洗濯をはじめ、はじめてのことばかり。最初のころは、大学の新生活とあいまって、かなり大変でした。

しかし、最初こそ戸惑うことも多かったものの、慣れてしまえば、一人暮らしは僕にとって新たな発見の連続でした。大学時代で、最も楽しかったと言っても過言ではありません。

好きな時間に起きて好きな時間に寝る生活は憧《あこが》れのものでしたし、自分の生活リズムを自分で組み立てられる喜びはとても大きなものです。何よりも、自分一人で生活ができるとわかったのが一番大きな収穫でした。

周りのサポートをたくさん受けながらではありますが、家を出ることができない人も多いなか、トゥレット症と向き合いながら一人暮らしができたことは自立の第一歩を踏み出したような気がして、大きな自信になりました。

「自分でやったことは自分に返ってくる」

一人暮らしをして自分と向き合う時間が増えたことで、生まれた大きな気づきもありました。まず痛感したのは、一人暮らしの場合、日々の生活で何をするかという行動がすべて自分に跳《は》ね返ってくるということ。

服を着替えたら、洗濯をするのも僕。

お腹が空いたら食事を用意して、食べた後の片付けをするのも僕。

また、僕が掃除をしない限り、部屋がきれいになることもありません。

よくある話ではあるのですが、それまで両親や周りの手厚いサポートを受けていたのだなと改めて気が付きました。

以来、自分の行動の原因と結果について、より深く考えるようになりました。

たとえば、深夜までゲームをしているうちに、興奮して音声チックが出て、外から苦情が入ったとします。

これまでの僕であれば、「これは自分の病気のせいで、わざとじゃないのに」と思っていたでしょう。しかし、一人暮らしをするようになってから、自分がうるさくしたから悪く言われるのは当たり前だなと反省し、改善できるようになりました。

一人で生活していたら、チックの要因がわかるようになった

毎日の生活と自分の病気の症状がどのように結びついているのか、はたまた、自分の行動のどんなことがチック症のトリガーになるのか、少しずつ理解を深められるよ

うになったのも、一人暮らしで得た大きな収穫だったと思います。

生活のなかでまず気づいたのは、僕のチックが出やすい時間帯は、夜だということ。

特に症状が出やすいのが、一人でゲームをしているときです。「楽しい時間になぜチックが出るの？」と不思議ではあったのですが、僕の場合は、楽しくて脳が興奮している状態のときにチックが出やすいことがわかりました。

また、環境の変化や気持ちの変化も、症状には大きく影響します。

夏になって「外が暑いな」と思うだけでも症状が出やすくなるし、お腹が空《す》いても、ご飯がおいしくても、まずくても症状が出ます。また、楽しみなことを心待ちにしているときや、逆に嫌な用事が待っているときにも出やすくなります。

一方で、チックの症状が出づらくなるのが、リラックスしているとき。

お風呂にゆっくり入ったり、好きな番組をのんびり観たりしているときは、チックの症状がおさまっていたように思います。以来、できるだけ心と身体がリラックスする状況を作るように、毎日心がけるようになりました。

もちろん、これはあくまで僕の場合にすぎませんが、一人暮らしは自分のリズムを見直す大きなチャンスになります。トゥレット症の当事者の方で、まだ一人暮らしをしたことがない方には、ぜひ一度挑戦してみてほしいと思います。

悩んだ末にやめた治療薬

もうひとつ、大学時代に起きた大きな変化があります。それは、小学校のころから飲み続けていたトゥレット症の治療薬を飲まなくなったことです。

この病気には特効薬はありませんが、症状を和《やわ》らげる目的で、服薬する人も少なくありません。

僕自身、小学生のときにチックだと診断された際、薬での治療を開始しました。飲んでいた薬がどんなものかは詳《くわ》しく把握《はあく》していなかったのですが、「リスパダール」などの発達障害の人や統合失調症の人が飲むような、脳内のドーパミンをコントロールする薬です。

この〝治療〟は、僕にはつらいものでした。

もともとはすごく元気で活発だったのに、薬を飲み始めてからというもの、その作用で体力がガクッと落ちました。常に冷や汗をかいていて、すぐ息が上がってしまうのもあり、大好きだったバスケットボールにも次第に興味を失っていきました。

しかし、両親は僕のコミュニティへの所属を継続させたいと思ったようで、小学校を卒業するまでバスケットボールクラブはやめさせてもらえませんでした。

その後も、僕は薬を飲み続けることになるのですが、その生活はとても苦痛でした。頭がボーッとする分、チックの症状が減る効果はあったと思います。でも、薬が効いている状態はまるで自分の身体なのに自分のものじゃないような感覚がずっと続いていました。

やりたいと思ったことをやろうとするときに、全く頭が動かない。

何か新しいことをしようと思っても、ずっと眠気や倦怠《けんたい》感が抜けきらない。

動きだしたくても、体力がついていかない。

この状態が今後の人生でも続いていくことが嫌で、大学で新生活を迎えるころ、僕は薬を飲むことをやめたのです。

断薬すると、僕のチックの症状はとてもひどくなりました。

皮肉なことですが、「あぁ、あんなに嫌だと思っていた薬だけど、一応効果はあったんだな」と実感できました。

しかし、今後チックの症状が悪化するにしても、これ以上「自分らしさ」を失いたくない。現在もチックの症状は出続けてはいますが、仮にもっと悪化した場合は、そのときになって薬を飲めばいい。長年付き合ってきたチックの症状と向き合えている現在は、まだ薬を飲む時期ではない。

そう思いながら、いまも、僕は断薬を続けています。

啓発《けいはつ》活動を始めるきっかけは、ある当事者の母との出会い

大学時代初期に本格的に始めたのが、トゥレット症という病気を世の中の人に広めるための啓発活動でした。

そのきっかけは、高校三年生くらいから顔を出すようになった「日本トゥレット協会」というNPO法人でした。この団体は、僕と同じ病気と付き合って生きている人やその家族を支援し、病気の理解促進をはかることを目的としています。

協会の集まりは、関東圏では主に東京・千葉・神奈川で行われていたので、一人暮らしをしている神奈川県で集まりがあるときは、行けるときには顔を出していました。

大学一年生のとき、僕はその協会の集《つど》いでAさんという女性と出会います。その方にはトゥレット症の娘さんがいるのですが、十数年前、娘さんのチックの症状についてお医者さんにかかったら、診察の際に、こんなことを言われたそうです。

「あなたの娘さんがチック症なのは、お母さんのしつけが悪いからです」

念のために言っておきますが、このお医者さんの意見は間違っています。しつけでチック症が発生するようなことは、〝絶対に〟ありえません。お医者さんがただこの病気に対して深く知らず、古い考えを持っていただけです。

しかし、その言葉を言われたご両親は、どれほどショックを受けたことでしょう。

それまでは娘にとても優しく接していたAさんは、そう診断されてから、一転して、娘さんを厳しくしつけるようになったそうです。

僕も覚えがありますが、この病気は本人の意志ではどうにもならない症状が多数発生します。親がいくら「その動きをやめなさい」「その声を出すのをやめなさい」と言っても、当事者にはどうしようもありません。

にもかかわらず、Aさんは「しつけの悪さが原因」だと思い込み、娘さんのチックの症状を治そうと試みたそうです。ですが、そんな日々が続けば、当然、娘さんとの折り合いも悪くなります。その後、家族の空気感も悪くなってしまい、一家は離散。Aさんは娘さんとは離れて生活することになってしまいました。

時が経《た》ち、娘さんが「トゥレット症」であったと診断されたことで、Aさんは「自分のしつけが悪いわけではなかった」と理解したそうです。

でも、その謎《なぞ》が解けた後、彼女の心に残ったのは「なぜ幸せだった私たち家族は離れ離れにならなければいけなかったのか？」という大きな後悔でした。

以来、自分と同じような間違いがもう起きないように、世間一般にこの病気についてもっと正しく理解されるべきだと感じた彼女は、日本中でトゥレット症に関する啓発活動をずっと続けてこられたそうです。

僕はその方の話を聞いて「そんなひどい話はない」と感じ、彼女の活動を手伝うようになったのです。

この出会いを経て、その後、僕はAさんが高知で主催したイベントに、当事者のゲストスピーカーとして登壇《とうだん》することになりました。その機会を皮切りに、僕はさまざまな場所で自分の経験について話す場をいただくようになりました。

Ａさんは、そんな僕の活動によってトゥレット症が世の中に広まっていく様子を、とても喜んでくれました。

しかし、Ａさんは実は脳の病気を患《わずら》っており、僕らが出会った数年後に、ひっそりとこの世を去りました。

なお、僕の父もＡさんには強く影響を受けており、東京で会社の経営に携わる一方で社会福祉士の資格を取り、地元でソーシャルワーカーとしての仕事にも携わるようになっています。僕と父は、その方からバトンを託されたような気持ちで、いまも活動を続けているのです。

自分を発信するためにＹｏｕＴｕｂｅを始めた

啓発活動の一環として、講演やメディア取材を積極的に受けるようになった僕ですが、大学時代に新たにＹｏｕＴｕｂｅに「さかいのチャンネルです。」と銘打《めいう》ったチャンネルで動画での発信も始めました。

ＹｏｕＴｕｂｅで発信しようと決めたのは、「自分から発信できる媒体があったら楽だな」という動機があったからです。

以前から、僕はテレビの取材などを受けていたので、何度もメディアに出させていただく機会がありました。

ただ、どうしても病気自体の重さや深刻さもあるせいか、公開される動画は暗かったり、悲壮《ひそう》感が漂っていたりするものが多くなってしまいました。

この病気の抱える深刻さが伝わるすばらしい内容でしたし、啓発活動の第一スタートには必要な情報なので、スタッフさんには感謝ばかりです。しかし、その後の情報のアップデートがないままだと「トゥレット症って大変な病気なんだね。かわいそうな人たちだね」という認識だけで終わってしまいます。

僕自身はこの病気を「かわいそうな病気」だとは思っていません。

きちんと各当事者が対策を取って、社会に受け入れてもらえる態勢を整えることができれば、自分の個性を発揮して、自立した日々は十分に送れるはずです。

誰かの庇護《ひご》を受けたり、守ってもらったりするような弱い存在ではありません。

もし、僕らのように突発的なチックが出てしまう症状を抱える人がいても、「あの人はきっとトゥレット症なんだね」と個性のひとつとして受け入れてくれる社会になったなら、僕らの抱える生きづらさの大きな部分は解消されると感じています。

「トゥレット症という個性的な症状を持ってはいるけれども、あくまで普通の人と変わらない人たち」だととらえてくれるような状況を作ることが、一番僕らがめざすべきところだと思っています。

しかし、現在の段階では、トゥレット症の当事者はどこか悲壮な感じが漂ってしまう。ならば、もう少し楽しそうに生きている姿を見せるほうが、当事者たちみんなも前向きな気持ちになれるんじゃないか。そう考えたのです。

だからこそ、「僕らの人生は大変なこともあるけれども、つらいことだけじゃなくて、楽しいことも多いんです。僕らは皆さんと変わらない普通の人間なんですよ」と多くの人に伝わるような情報を発信したいと思いました。

ちょうどそのとき、ネット番組「Abema News」に出演した僕の動画をきっかけにＹｏｕＴｕｂｅを始めたというトゥレット症当事者の方と知り合いになる機会がありました。

その人から、ＹｏｕＴｕｂｅでの視聴回数が伸びていると聞き、「だったら自分も始めてみようかな」と、軽い気持ちでＹｏｕＴｕｂｅを始めました。

もともとパソコンで何かを作ったり、絵を描いたりするのが好きだったので、動画編集も自分でできたらいいなぁと思ったのも動機のひとつでした。

動画撮影や配信は楽しいものだったのですが、実はここ一年間くらいＹｏｕＴｕｂｅの動画はアップできていません。それは、僕のＡＤＨＤの症状が強く出ているせいか、社会人として働き始めてからは、仕事に集中力を際限なく持っていかれているので、動画編集をする気力が続かないからです。

でも、仕事が落ち着いたら、そのうちまた再開したいと思います。

動画配信が再開されたら、「お、酒井は仕事がちゃんとこなせるようになってきたんだな」と思っていただけると嬉《うれ》しいです。

第4章

カウンセラーの夢を断たれ、就職への道へ

説明会で突き付けられた現実

大学生活もいよいよ終盤になってきたとき、僕は「大学を卒業したら、どうするか」という大問題に直面していました。

高校時代からの僕の夢は、大学に入っても変わらずカウンセラーの資格を取ることでした。

これまでの人生、トゥレット症と向き合いながら、何度も壁にぶつかることがありました。そんな大変なとき、助けてくれたのがカウンセラーの先生たちです。彼らのアドバイスのおかげで、心が救われていたことを思い出し、「自分も誰かにとってそんな存在でありたい」と思い、難関資格である公認心理師をめざすようになったのです。

しかし、この資格を取るには、大学で四年間、特定の授業を受ける必要があります。結構な数の単位を取りこぼさずに取得した後は、大学院に進んで、実習なども全部経験してから国家資格を取ることになります。

時間もかかるし、取るためのハードルもかなり高い。それでも、カウンセラーになりたいという想いから、この道をめざしていきました。

最終的に大学でやるべきカリキュラムはすべて終わらせたのですが、大学院に進むための説明会で、僕は衝撃的な一言を耳にすることになります。

それは、スタッフさんから言われた「酒井さんは単位を取り終わっているようですが、院に進んでも、資格は取れないかもしれませんね」という言葉でした。

最初それを聞いたときは、「え、何のために四年間大学に通ってきたと思っているんだろう?」と耳を疑いました。

頭が真っ白になる僕に対して、スタッフさんは次のように説明を続けました。大学院で研修として行く実習先の病院や施設は、実習生はその施設の職員の一人のような形で扱われること。もちろん受け入れ先も実習生が障害者だからといって受け入れないわけではないが、基本的には「トゥレット症だから」という配慮はないものだと思わなければならないと言われたのです。

これまでも健常者と同じ条件で生活していくことは多々ありました。だから「いままでもどうにかしてきたから、実習先だってなんとかなるだろう」とは思ったものの、一方で、たしかにこれは大きな問題になりそうだという予感はありました。

それぞれの実習先で働ける人数は基本的には限られています。施設側が学生を選ぶ基準は、成績と適性。つまり、仮に成績が優秀であったとしても、僕のような病気があると「この仕事に適性がある」とはみなしてもらえず、受け入れてもらえない可能性が高い。

仮に僕が院に進んで実習先を探しても、必ず実習先が見つかるわけではないため、資格が取れない可能性もある……と言われたのです。

もちろん僕のことを思うがゆえに、「こういう可能性もあるんだよ。あなたが思っている道は、実はかなりのいばらの道だよ」と提示してくれたのだと思いますが、正直、この話を聞いて「あぁ、自分のような存在は、福祉の世界でもあまり歓迎されていないんだな」と疎外《そがい》感を抱かずにはいられませんでした。

「社会人経験のないままに社会に出ていいのか」という疑問

でも、このとき「頑張って四年間も勉強してきたけど、資格が取れないかもしれないのか」と大きなショックを受けたことが、一度自分の人生を考えるきっかけにもなりました。

原点に立ち戻り、「そもそも自分はなぜ公認心理師の資格を取りたいのだろうか」を問いかけたとき、自分にとって最終的な目標は「病気を持っている人の助けになりたいからだ」と思い出しました。

トゥレット症に関するさまざまな啓発活動を行い、いろいろな経験を積んできた現在、病気の人の助けになるために本当にカウンセラーの資格は必要なのだろうか。

仮に自分がカウンセラーとして働いた場合、多分できることはいっぱいある。でも、自分が望まれていない環境に行って、無理をして資格を取っても、その後に本当にその資格を活用できるんだろうか。

そう考えたとき、答えは「ＮＯ」だと思ったのです。

これまでの人生で、僕はたいていのことは「とりあえず行けるところまで行ってみよう」という精神で乗り切ってきました。でも、そのなかで、はじめてカウンセラーの資格を取ることに対しては、本当に自分がその道を選ぶべきなのかという自信が持てなかったのです。

もうひとつには「資格を取るのは、いまじゃなくてもいいかもしれない」という気持ちもありました。これまで、いろいろなことを勉強し、自分にはカウンセラーとしての適性はあるだろうとは思っていました。ただ、そのうえで、社会人としての経験がない状態でカウンセラーになるのは嫌だと感じたのです。

もともと、僕自身、心のどこかで就職もせずに大学院に行くことも「逃げ」なんじゃないかと思っていた部分があったのでしょう。

大学時代の僕はアルバイトもしたことがなくて、社会に出て、お金を稼いだ経験がありませんでした。そのせいで「自分は社会に出ることに対して逃げている」という感覚は拭《ぬぐ》えませんでした。

遅かれ早かれ、社会に出て、自分でお金を稼《かせ》ぐ経験はしなければならない。

いま、やりたいことが明確に決まっているわけでもない。ならば、取れるかわからない公認心理師になるために大学院に行くよりは、もっと早いうちに社会に出て、自分に自信をつけてから、やりたいことを定めてから心理師の資格を取ったって遅くないんじゃないか。次第にそう思うようになったのです。


「資格を取ることをやめて、社会に出たい」

この決断を父親に相談したときは、かなり反対されました。「ここまで来て、四年間勉強して、資格を取らないなんてもったいない。仮に資格を取れない可能性があったとしても、大学院に行ったほうがいいのではないか」と、何度も強くすすめられました。

でも、やはり僕のなかには「トゥレット症の当事者であっても、きちんと働けることを証明したいし、自分の自信につなげたい」という強い想いがありました。

大学院の受験前にあった学校説明会でネガティブなことを言われたのはひとつのきっかけではありましたが、それがなくても、無意識のうちでは「このまま惰性《だせい》で自分の将来を突き進むのはよくない」という想いは持ち続けていたのだと思います。

そうしているうちに、そのほかにも、自分のなかで「実は就職したほうがよいのでは？」と考えてしまう要素が、いろいろ思い浮かぶようになっていきました。

たとえば、大学院で研究を続けるとなると、レポートを書いて、論文を書いて……という日々が続きます。それは、人とかかわるのが好きな自分にはあまり向いていないだろうなという予感はありました。

さらに、アメリカ留学時代には、先生たちがいろいろなキャリアを経てから、人を教えるという仕事についていることを知っていたので、かつて出会った先生たちへの憧れもありました。

カウンセラーの仕事をするにせよ、一回はきちんと福祉の仕事に関わってからがいい。何も社会経験がないままに当事者の声として騒いだとしても、何も説得力がないのではないか。

もちろん、すごい難関資格を持った酒井君もいいけれども、特に資格はないけど社会でこうやって頑張ってる酒井君でもいいじゃないか、いや、別にどっちでも変わらないじゃないか。そう思ったら、素直に心は決まり、大学卒業後は進学せず、就職の道を歩もうと決めました。

トゥレット症の人が就職しない場合は、どうなるか

ただ、就職を決めたにしても、重度のトゥレット症の当事者が仕事を見つけるのは簡単なことではありません。事実、トゥレット症の人がフルタイムワーカーとして働いているケースは、あまり一般的ではないからです。

ここで簡単に、僕のようなトゥレット症の当事者がどのように生活しているかをパターン別に六つに分類してみたいと思います。

まず、一番多いのが、家族に頼って実家で生活するケースです。この病気の当事者は、外に出るのが苦手な人も多いので、仕事はもちろん日々の買い物など、何かとサポートを要することもあります。そのため、実家で家族のサポートを受けながら、住

み続けている人も多いのです。

　二つ目の道が、企業で障害者雇用を利用して働くという手段。現在、企業は障害者の採用枠を一定数もうけているので、理論上はトゥレット症の当事者であっても企業で働くことはできるはず。

　しかし、問題は企業側が求めているのが「健常者っぽい障害者」であることが多い点です。

　トゥレット症は、障害の区分上は発達障害か精神障害の部類に含まれます。でも、普段は身体が動いたり声が出たりするので、どちらかというと身体障害っぽく見えます。精神障害者手帳を持っているのに、「これは身体の病気なんです」と言われても企業側も戸惑います。そのため、採用面接の時点で、まずゼロからこちらは病気について説明をする必要があるのですが、その時点でどうやって扱ってよいのかわからない、どこか面倒くさい障害者だと思われがちです。

　余談ですが、いまは、労働市場的には身体障害者のほうが雇用先は多いのではないかと思っています。精神障害や知的障害を持っている人が働ける会社は、まだまだ少ない。精神障害者や知的障害者が働くための門戸の狭さは、今後の課題だと思います。

そして、三つ目の道が、福祉的就労です。一般就労が難しい場合は、就労継続支援A型事業や就労継続支援B型事業などを利用するパターンもあります。これは、最終的には一般就労をめざす働き方です。

四つ目が、障害者年金をもらって生活するパターンです。障害者基礎年金は、「病気の影響で働いて自分でお金を稼ぐのは難しいですね」と認められた人に支払われる年金です。

ただ、障害者年金をもらうには障害等級が一級か二級である必要があります。仮に、年金が受給できたとしても、令和五年の時点で二級の受給額は一年間で七九万五〇〇〇円、一級が九九万三七五〇円なので、このお金だけではとても生活できません。

そのため、年金を受給しても、障害者雇用で少し働いたり、アルバイトしたり、家族からの仕送りを受け取ったりして、生活費を補填《ほてん》する必要がある。現在の時点で、トゥレット症の当事者の方がめざすモデルケースはこのパターンが多いのではないでしょうか。

また、こうした公的サービスは、誰しもが同じように受けられるわけではありません。

僕のように明らかに重度の症状が出ている場合は、障害者手帳もとりやすいし、「この人は病気だ」とわかってもらえるので、ある意味「幸運」です。

人によっては症状がわかりづらくて、日常生活では困っているのに、軽度だと判断されて、年金を受けられない人もいます。こうしたグレーゾーンの人の場合は、働けないほど重度であるとは認定されず、公的補助が受けづらいし、周囲からも「単なる癖じゃないのか」「何がそんなに大変なのかわからない」と理解してもらいづらい傾向にあります。

どの症状にも個人差があるし、人によって困っていることやしてほしい内容が全然違ってくる。同じ病名とはいえ、あまりにもグラデーションがあるので、ひとつの病気として理解してもらいづらい部分は今後の大きな課題なのかなと思います。

五つ目の道は、一般の企業で障害者雇用枠を使わずに働く一般就労です。

トゥレット症の方の多くは、チックの症状が出る以外は、普通の人です。勝手に声が出る、勝手に身体が動いてしまうという部分をのぞけば、働く能力を持っている人ばかりなので、環境さえ整っていれば、一般就労でも十分能力を発揮して働いている人もいます。

六つ目の手段としては、生活保護です。生活保護に加えて障害者年金をもらって生活している人も決して少なくないでしょう。先に挙げたようにトゥレット症の当事者は、能力的には普通の人となんら変わらないので、サポートを受けることに罪悪感を抱く人もいます。

でも、公的なサポートを受けることは病気を持っている以上、当然の権利なので、どんどん頼ってほしいと僕は思います。

いばらの道だった就職活動

大まかに分けて六つの道があるなか、当初の僕がめざしていたのは企業の障害者雇用枠を使うことです。

ただ、知識ゼロの状態から就職活動をスタートする僕の目の前には、相変わらずいばらの道が広がっていました。

というのも、ひとつには僕が就職活動を始めたのは、大学卒業後だったからです。当たり前ですが、新卒採用はほとんど終わっていたため、スタート時期そのものからしてかなり不利な状態でした。大学院を受けるつもりだったので、就活対策は何もしていない。当然インターンもやっていません。

仮に少しでも就職活動に意識が向いていたのであれば、本当は三年生から四年生のうちに、なんらかの活動を始めておくべきでしょうが、僕の場合は卒業するギリギリのタイミングまで院に行こうと思っていたので、就職についてはまったく準備をしていませんでした。

目端《めはし》の利く学生であれば、院を受けつつも就職活動の準備も同時並行で進めることができるのかもしれませんが、不器用な僕の場合は「自分のキャパシティとして二つ同時に進めるのは無理だろうな」という想いが当初からありました。

就職留年するという手段もなきにしもあらずでしたが、ほぼ単位は取り切っていたことと、親に学費で迷惑をかけるのも嫌だったので、なんとか卒業後に就職の道を探そうと決めました。

そこで、最もスムーズに働き口が見つかりそうな企業の障害者雇用をめざしていたのですが、ここでもうひとつの難関となったのが障害者手帳です。

たまたまそのころ、僕の住民票は、父の転勤の兼ね合いで栃木から東京へと移ったばかりでした。

あまり知られていませんが、障害者手帳は各自治体から発行されているものなので、住んでいる自治体が移動すると、障害者手帳は最初から取り直しになります。取得には最低でも数週間がかかります。

手元に障害者手帳がないことには、自分が障害者であると証明できず、面接に挑むことができない。せっかくやる気になったのに、いきなり出鼻をくじかれてしまう状態は、少なからずストレスになりました。

ハローワークでまたしても壁に当たる

障害者手帳を手に入れ、就職活動を始めたとき、まず僕が最初に足を運んだのはハローワークです。

ハローワークは国が運営する機関なので、きっといろいろな雇用があるに違いないと思い、事務局にいた職員さんたちに「トゥレット症という病気があるのですが、どういう仕事がありますか?」とストレートに質問してみました。

しかし、ハローワークにトゥレット症の当事者が職探しに来ることが珍しかったのか、どの職員さんたちもこの病気については詳しくは知りません。もちろん、この病気を持つ人が働ける場所など、まったく見当もつかないようでした。

一時間くらい病気について説明して、ようやく症状を理解してもらうことができたものの、この病気での前例が少ないのか、仕事探しは難航。

結局は、症状をみながら「あなたは身体が動いてしまうから接客は無理だね」「突然声が出てしまうことがあるからオペレーターみたいな仕事も難しそうだね」などと、消去法で仕事を選んでいくしか方法がありません。

公的機関なのだからきっといろいろな仕事があるのだろう……と思っていたのですが、最終的にあがってきたのはあまり人と触れ合わなくて済むような掃除の仕事とモノを運ぶ仕事の二択だけでした。

誤解していただきたくないのですが、僕は掃除や軽作業の仕事を軽んじているわけではありません。どちらも社会のなかでは欠かせない大事な仕事であることは間違いない。でも、人とかかわるのが好きで、福祉の道に進みたいと思っていた僕にとっては、自分がやりたいと思っていた仕事とは異なっていました。

仮にこの仕事をすることになったら、毎日自分が働く意味を見出《みいだ》せないのではないか。そんな気持ちに陥《おちい》るなか、ハローワークで何か月か仕事探しを続けましたが、やはり難しい。

悶々《もんもん》とするなか、仕事は決まらないままでした。

ハローワークのほかにも福祉施設の事務職募集などを探し、面接も何件か行ってみました。しかし、実際に面接までこぎつけたものの、それでも最後には落ちてしまうという日々が続きました。

当時は「どうして雇ってもらえないんだろう」と頭を抱えましたが、冷静に考えると、たしかに同じ障害者にしても、僕を採用するくらいであれば、声も立てないし身振り手振りも激しくない人のほうが、採用側にとっては圧倒的にラクなのは間違いありません。

さらに、当初僕は福祉施設を希望していたのですが、職員が利用者さんと同じように、ケアが必要な人では示しがつかないという理由もあったかもしれません。もっと言えば、施設側の人からすれば「利用者が一人増えて負担だ」との思いもあったのではないでしょうか。

チックの症状があったとしても、「自分がいることでどんな価値があるのか」「施設側には迷惑をかけない形で仕事をするにはどうしたらいいか」を伝えられればよかったのでしょうが、まだ就職活動を始めたばかりの僕には上手にできませんでした。

漠然と福祉の方面に行きたいという気持ちはあったものの、自分の思い描いたような仕事はほとんどない。では、自分はこれからどうやって生きていけばいいのか。そう考えると、毎日どんどんストレスが溜《た》まっていきました。

就職活動中はイライラが募りすぎて、つむじのあたりの毛が抜けてしまい、十円ハゲ状態になってしまったこともあります。就職活動から約一年間が経過して、ようやく前の状態に戻ってきましたが、あのストレスはできればもう二度と体験したくないなと思います。

面接を受けるにしても、静かな待合室で声や動作を押し殺しながら待たなければならないし、試験を受けるときは手が震えるので、人一倍ゆっくり文字を書かなければならない。焦るし、緊張するし、本当に最悪な状況でした。

就職活動は誰しも緊張するものだと思いますが、「声を出してはいけない」「文字をキレイに書かなければならない」など、他の人が気にしないであろう些末《さまつ》なことに時間とエネルギーを十倍近く取られてしまったんじゃないかなと感じます。

ストレスで疲弊しながら、もはや袋小路に迷い込んだようで、自分の出口がどこにあるのか、まったくわからなくなってしまいました。

就職活動で知ったアルバイトの重要性

社会的にもトゥレット症の当事者を受け入れる職場がない一方で、僕の側にも敗因はたくさんありました。

まず、僕が面接で面接官の人に伝えたのは、「僕にはこういう病気があります。でも、ほかの人と同じように働くことができます」というメッセージです。

でも、いまになると、こんなことを言われても採用側の面接官の人は困っただろうなと思います。なぜなら、向こうからすれば「いやいや、同じようにやるっていっても本当に？　どうやってやるの？　具体的に教えてよ」と疑問に思うでしょうから。

こういう場面では「こういう風にして働いた経験があります」と伝えることが、一番強い。

僕の最大の失敗は、学生時代に一度もアルバイトをしたことがなかったことです。本当にそこまで「病気を持っていたとしても、社会に参加して、きちんと仕事をするべきだ」と思っていたならば、本来ならアルバイトのひとつやふたつ、経験しておくべきだったと思います。

実は僕は大学一年生のとき、倉庫ピッキングのアルバイトの面接に行ったことがあります。

倉庫のピッキングは人とかかわらない仕事だから受かるだろうと思い、「このアルバイトで自信をつけたら人とかかわる仕事をしよう」と応募したのですが、面接時にトゥレット症の話をしたら、その時点で「あなたを採用するのは難しい」と面と向かって言われたことがあります。面接ではねつけられた瞬間、僕の勇気はあっという間にへし折られてしまいました。

その経験がトラウマとなり、どうしても四年間の学生時代で、もう一度アルバイトの面接を受けに行く気になれなかったのです。

いま考えてみれば、甘えだったと思いますし、「なんで一度くらいの失敗にへこたれて、貴重な学生時代にバイトをしなかったんだ！」と深い後悔もあります。

もっと何度でも面接を受けて食らいついてやればよかったとも思うのですが、一方で新生活だけでいっぱいいっぱいだとの言い訳もあり、その後もアルバイトをせずに学生時代を過ごしました。幸いそんなにお金を使うタイプではなかったので、障害者年金といくばくかの父からの仕送りで、なんとか日々の生活費をまかなっていました。

金銭的な面でアルバイトをせずともなんとか乗り切れたことは幸運でしたが、逆にいえば、その恵まれた環境に甘えてしまったからこそ、就職活動で躓《つまず》いてしまったのも事実です。

いろいろなアルバイトをしてみよう

僕の場合はすぐにめげてしまいましたが、これから同じ病気で高校や大学に進学する人には、ぜひ「アルバイトは一度はしておいてほしい」と伝えたいです。

アルバイトの重要性については、また追って後述しますが、「いろんな人からのサポートを受けながらでもいいので、ぜひ一度社会に出る前にアルバイトをしてみてください」というメッセージを、僕はこれまで会ったトゥレット症の当事者の人、全員に伝えています。

病気を持っている状況で、お金をもらって仕事をしたことがある経験があるかないかは、雲泥《うんでい》の差を生みます。

障害があってもできるアルバイトはいくらでもあります。

小さなところから積み重ねていくことで、社会が求めるものや自分に必要なものが少しずつわかっていきます。すると、別の面接に臨んだ場合も、具体性の高い返答ができ、きちんと高い成果を上げられると思います。

なお、アルバイトを選ぶ際、できることなら自分の将来につながりそうな勤務先や自分の興味のある仕事を選んでほしいと思います。なぜなら、アルバイトから正社員として採用されるケースもあるからです。

また、実際に働いてみることで、自分のペースなどもわかっていくでしょう。仮に障害者雇用で働く場合にしても「週一回は病院に行かなければならないのですが、それ以外の時間はちゃんと出られます。ただ、これらの症状にしても、病院で薬の処方や作業療法に応じて、少しでもコントロールできないかを試行錯誤《さくご》しているところです」と具体的に説明するだけで、相手側も、いざその人が職場で働く場面を想像したときの解像度はぐっと上がるはずです。

「自分には無理だ」と最初から行動せずに立ち止まってしまうよりは、どんな形でもいいので自分の夢に近い環境に身を置いてみるのがいいのではないかと思います。そのなかで必要なスキルを蓄《たくわ》えていければ、仮に障害があったとしても、夢をかなえることはできるのではないかと強く感じます。

テレビ番組がご縁で天職に巡り合う

就職活動が完全に八方ふさがりになるなか、ひとつの転機がありました。

名古屋のＣＢＣというテレビ局の方から声をかけていただき、僕の就職活動を密着取材した番組が放送されることになったのです。

現在ではメディアでトゥレット症の当事者を見るケースも少なくありませんが、以前は「外に出るのも嫌だし人に話を聞かれるのも嫌だ」と人前に出ることをとにかく敬遠する当事者のほうが圧倒的に多数派でした。

ただ、僕はそうした風潮を変えたかったので、以前からトゥレット症についての啓発活動に力を入れようと心に決めていました。「病気持ってるからなんじゃい！」という気持ちで、どんな取材であっても、できるだけ断らずに受け続けるようにしていたのです。

相変わらず取材中も僕の就職活動はうまくいっていなかったのですが、テレビ局の方々との雑談で「こんなに就職活動に難航している様子を見て、誰かが僕に声をかけてくれるかもしれないですねぇ」などと口にしたのを覚えています。

ほんの冗談のような気持ちで伝えたのですが、驚いたのが放送後です。びっくりすることに、本当に僕に「自分の会社で働きませんか？」と、何件かの会社から声をかけていただいたのです。

声をかけてくださった方々全員に会うなかで、自分が一番心を惹かれて、なおかつ一番自分がやりたいことに近い福祉業界の仕事だったのが、現在僕が働いている、重度訪問介護を行うマツノケアグループでした。

マツノケアの松野竜一社長のオファーのおかげで、こうして僕はなんとか「自立」に向けた、第一歩を踏み出すことができたのです。

第5章

トゥレット症当事者が自立するために

「障害があること」が強みのひとつになる職場

大学を卒業した僕が働き始めたマツノケアグループは、重度訪問介護のサービスを提供する事業所です。「重度訪問介護」とは聞きなれない単語かもしれませんが、ごく簡単に言えば、ＡＬＳ（筋萎縮性側索硬化症）、筋ジストロフィーをはじめとする難病指定をされているような重度障害をお持ちの利用者さんのお宅に、ヘルパーさんを派遣して、支援をする仕事です。

重度障害とは、徐々に身体が動かなくなっていったり、ベッドで寝たきりの状態が続いてしまったりするもので、その介護は、実は業界のなかで一番難しいと言われています。そのため、携《たずさ》わるヘルパーさんの数自体は非常に少ないのですが、介護を必要とする人は多くいます。

サービスを受けたい人は多いのに、サービスを提供できる人が少ないという問題を抱えた業界で、人手不足も深刻です。倍率でいえば、一人の重度訪問介護ができるヘルパーさんがいたならば、競合十五社で取り合うぐらいの倍率です。さらに渋谷区などの都心の場合はその倍率はさらに高まり、一人のヘルパーさんを五十人で取り合うような状態だと言われています。

需要はあるのに、なり手がいない。そんな業界において、マツノケアグループは介護業界に新たな改革を起こすために、あえて重度訪問介護サービスに特化した運営モデルを続けています。

このような重度訪問介護に特化した介護福祉サービスは、僕が知る限りでは、おそらく日本でマツノケアだけではないかと思うのですが、そんな業界の革命児的な取り組みを行う点も、僕がマツノケアに惹かれた理由のひとつでした。

最初は「重度」の障害を持つとされる利用者さんとどのように接したらいいのかと悩むこともありました。

しかし、いざ直接お会いして、同じ目線に立って話すと、飛び交うのは「今日のテレビ番組はどんなものがあるかな」「今日の夕飯はこれが食べたいな」といった何気ない会話ばかり。

そこで気が付いたのは、彼らが普通の人と違うのは、身体が動かないという部分だけだということでした。

「重度訪問介護」と言われるとすごく大変なものを想像してしまいますが、僕らがやっていることは、患者さんの身体の動かない部分を肩代わりして、支えているだけ。こちらが積極的に動くというよりは、日々の生活のお手伝いをしている感覚のほうが正しいのだなと感じています。

これら事業のなかで僕が担当しているのは、「事務局長・コーディネーター部長」という役職です。具体的には、どのヘルパーさんをどの利用者さんに派遣するかという段取りや、両者間のトラブル対応をする仕事です。

一都四県の圏内であれば、利用者さんのいるご自宅までヘルパーさんをアテンドすることもありますし、顔を突き合わせないとわからない部分がたくさんあるので、直接足を運ぶことが多いです。

特に大切なのが、利用者さんとヘルパーさんの相性やマッチングです。いざ介護が始まると、一回の訪問につき滞在時間は十時間以上になるので、ヘルパーさんは、利用者さんのみならず、そのご家族とも仲良くしなければなりません。

また、その家庭ごとに、利用者さんが求めるニーズは変わってきます。同じ名前がついている仕事でも、やり方や求められる内容や使う器具も違うし、本人のこだわりや助けてほしい度合いによっても、大きく変わってきます。

だから、どんなに技術があるヘルパーさんであっても、新しいご家庭に行ったらぜロからのスタートになり、一対一で関係性を築いていく必要があります。

そうなった場合、何より大事なのは人間性なので、履歴書だけではわからないようなマッチングの相性が非常に重要になります。だからこそ、最初にその支援をする前に、ヘルパーさんとの顔合わせや自己紹介の時間は、必ず同席し、相性をチェックします。仮に、両者のマッチングがうまくいかなければ、ヘルパーさんがご家庭に上手に溶け込めず、問題発生につながるからです。

当初は、自分のチックの症状がどう仕事に影響してくるかわからないので不安もありましたが、利用者さんも障害を持たれている方なので、僕も同じように障害を抱える当事者として、一般のヘルパーさんよりも近い立場から話ができるのだと気が付きました。

おかげでトラブルを事前に防げることは、自分の大きな武器になっていると感じています。また、運営側として僕のような病気を持った人間が現場に行くことで、利用者さんも目線を合わせてくれて、自由に意見を言ってくれるように感じます。

知識ゼロで飛び込んだ介護業界

いまでこそ、こうして事業説明もできるようになりましたが、実は最初、マツノケアの松野社長からオファーをもらい、この会社で働き始めたとき、入社当日から「これはまずい！」という危機感で、変な汗が止まりませんでした。

その理由は、僕自身にこの重度訪問介護についての知識がほとんどなにもなかったことです。学生時代には福祉関係の学部にいて、介護についても勉強していたとはいえ、介護の世界は業態ごとにルールがあって、すべては別モノです。

僕らがやっている重度訪問介護サービスがあったかと思えば、放課後デイサービスのように子どもたちを預かるようなサービスもある。それぞれ、覚えることや必要な知識やスキルは全然違います。

仮に、これまで自分が従事したことがないタイプの施設で働くことになった場合、またゼロから知識をインプットしなければなりません。

対象となる利用者さんも違えば、働くうえで必要な資格も違います。やるべき作業の内容も違えば、行政とのかかわり方、覚えるべき法律なども変わってきます。

大学では多少介護や福祉について勉強していたものの、入社時点での僕は、重度訪問介護について必要な資格や知識はゼロに等しいものでした。

そんな事情もあるなかで、働き始めたとき、最初は本当に大変でした。覚えることがあまりにも多いプレッシャーで、チックの症状も悪化するし、ひどいときは毎晩眠ることすらできませんでした。

通常、この病気は、意識がないときはチックの症状が出ないケースが多いです。しかし、あまりにも重症化すると眠っていても意識が完全には途切れないのか、興奮している状態が続いて、眠ろうとしても症状が出続けてしまうことがあります。

精神的には寝ようとしているのに身体が勝手に動くものだから、意識は八割寝ているのに、頭のどこかで二割起きていて、症状が出続けてしまう。

東京大学に金生《かのう》由紀子先生という精神神経科学の専門家がいらっしゃるのですが、以前、この先生に、僕が眠っているときの映像をたまたま見ていただいたことがあります。すると、トゥレット症の権威として知られる金生先生にも「寝てるときにここまで症状が出る人の映像をはじめて見た」と驚かれたほどでした。

いかに病気といえども、症状を他人と比べたことはあまりなかったのですが、「あぁ、自分は相当重症なほうなんだな」とこのとき認識しました。

根性と社長の人柄で乗り切った社会人一年目

アルバイトもしたことがない、何もできない社会人一年目の若造だった僕が、はじめての職場でなんとか乗り越えられた一番の秘訣《ひけつ》は、根性と社長の人柄としか言いようがありません。

僕の上司でマツノケアグループ代表の松野竜一社長は、一見とても人当たりがよくて飄々《ひょうひょう》としているようですが、根底は仕事に対してとても厳しい人です。仮に、僕にできていない部分があれば、「どうしてこれをやっていないのか」「なぜこれができなかったのか」と論理的にどんどん詰められます。最終的には、どう工夫して対策をするのか、それをいつまでに成し遂げるのか、明確に目標を決めるまでが一セットです。

そんな日々は、ほとんど修行のようなものでしたが、そんな日々を毎日一年間繰り返したおかげで、いま、なんとか形になっていると思います。

僕自身の覚えもそんなによくないし、思ったことを行動に反映させられなかったので、指導するのはかなりの手間がかかったと思います。松野社長はいつでも僕を見捨てることができただろうに、そうせずにいてくれたのは本当に頭が下がります。

さらに、業界の知識や他業界の状況、考え方や物事の見方、利用者さんとの接し方、現状自分たちがやらなければならない課題などを、社長が根気よく教えてくれたからこそ、二年目にしてなんとか仕事がこなせるようになったと思います。

いろいろと詰め込んだ結果、自分で動く力が身につくようになり、いまではなんとか複数の役職を兼任できるまでになりました。

「できる人ができるところを」という社風に助けられる

僕のように重度のチックの症状を持つ人間がフルタイムで働いていると聞くと、「病気があるのに大丈夫？」と心配されることもあります。

たしかに、チックは、季節や体調によって、出る内容はまったく変わります。身体に不快感をおぼえればおぼえるほどに、チックの出る頻度は多くなるようになります。たとえば、僕は暑いのが苦手なので、夏場は大きな声も出やすくなるし、身振りも大きくなりがちです。

職場では、松野社長など気心知れている相手に対しては「あっちいけ！」「うるせえ！」と汚言症が出てしまうこともあります。

ただ、松野社長の場合は、僕が「あっちいけ、うるせえ！」などと言っても、「はいはい、すみません（笑）」とチックの症状自体を楽しむような受け答えをしてくれるので、本当にありがたいです。

もちろん相手の好意に甘えてしまう形になることは自覚しているのですが、受け入れてくれる人がいて、お互いに配慮し合えれば、病気だってアイデンティティになりえるんだということを、この会社が教えてくれました。

また、自分にできることとは何かをきちんと言葉で説明できるようにしておく。

事前に「このくらいの頻度で休憩させてもらえると症状が出づらくなる」など、仕事がスムーズに進むための提案をしておく。

このようなセーフティネットや逃げ道を提示できるようにすることで、さまざまな対策を練ることはできるなと感じています。

もうひとつ、僕が恵まれていたのは、この会社自体の方針が「障がいの有無関係なく、全ての人が『自分らしい生き方』や『チャレンジできる環境』を実現できる社会を創っていこう」というものだったことです。

その姿勢があるからこそ、会社は、僕の障害自体も「障害者の目線に立って物事が考えられる」というひとつの利点として組み込んでくれているように思います。

僕のように重度の病気を持つ人間がいることで、会社自体の見え方も変わる部分もあるだろうし、利用者さんからも「この会社にはこれだけ重度の障害を持っても働いている人がいるのだから、何か意見を言いやすいな」「この会社は障害者に理解がありそうだな」と思ってもらいやすい部分もあります。

障害者であっても、プラスの面を見つけて活かせる部分はすべて活かし、すべての人がその人らしい生き方を実現する。そんな会社の理念を、僕自身が体現できる存在になれたらいいなといつも思っています。

マツノケアグループはベンチャー企業ですが、このように松野社長と一緒に頑張った結果、会社も年商二億円を達成するところまで成長しました。僕もいまや、入社二年目にして早々に管理職に任じられているのですが、まだまだ社会経験が浅いため、いつも本当に忙しいですし、ギリギリの状態で奮闘しています。しかし、だからこそやりがいは強く感じ、とても充実した毎日を送っています。

めざしていきたいのが、就労のデータベース

自分が実際に働くようになってきてから、いま、僕が個人的に注目しているのが、トゥレット症当事者の就労のデータベースを作ることです。

ここ一年ほどの間で、トゥレット症の存在は多くの人が知ってくれるようになっていますます。その背景にあるのは、自分の症状を隠さず、メディアの取材を受けたり、SNSやYouTubeなどで発信を続けたりする当事者が増えてきたからだと思います。

また、トゥレット協会の方々も力を注いでくれましたし、メディアの方々が親身になってカタチに残してくれた。そうしたことが、積み重なって現在に至っています。認知度が高まるなか、次に僕たちがめざすべきステップは、「具体的に自分たちがどんな風に社会に出ていくのか」「名前を知ってもらった現在、個々で何ができるか」だと感じます。

同じような課題意識を持つ人が多いのか、ここ最近「自立」に向けて動くトゥレット症当事者の方が非常に増えています。実際、当事者が集うコミュニティで、「い

ま、自分はこういう風に働いています」「こうやって仕事を見つけました」「就職活動のときはこんなことをしました」と情報共有をしてもらう機会も増えてきました。

そのなかには、これまで家からずっと出られなかったトゥレット症当事者の人が、ウーバーイーツを始めたとの報告を受けたケースもありました。その方は別のトゥレット症の方が配送の仕事をしているのを見て、「自分もこれなら働けるかも」と思い、ウーバーイーツを始めてみたら、意外と性《しょう》に合うことがわかり、少しずつ自立に向けて歩み始めているそうです。

また、僕のように介護事業所に就職している人を見て、「もしかしたら自分もこういう職業ならできるかもしれない」と思った人が、介護の勉強をはじめたケースもあったようです。


少なくとも僕が就職活動をしていた時点で、トゥレット症で就職活動をしていた人は、ほとんど知り合いにはいませんでした。前例がないので、誰かに教えを乞《こ》うこともできない。本当にすべてが手探りの状態で、かなり大変だったのを覚えています。

でも、ここ一年ほど、少しずつ当事者の人々が交流し、自身の経験を共有することによって、独自のデータベースが蓄積されつつあります。

その結果、本当に少しずつではありますが、トゥレット症当事者の方にとって「これなら自分にもできそうだ」という仕事や適性が可視化できるような環境が整ってきました。これは、非常に大きな意味を持つと思います。

症状や個人の好みで、選ぶ仕事も変わってくる

働く当事者の方々の話を聞くと、同じトゥレット症であっても働き方の選択肢はいろいろあるのだなと改めて痛感させられることが多いです。

うまく働いている人の共通点は、病気の特性に合わせて働きやすい職種を見極めている点です。

たとえば、トラックドライバーや宅配、ウーバーイーツのような配達員は、トゥレット症の当事者にとっては働きやすい職種のひとつとして知られています。配送の仕事は、主に移動するときは一人なので、運動チックが出てしまう人であったとしても、運転中の動きさえ、ある程度自分でコントロールしていけば、周囲に迷惑をかけることはありません。

いくらチックが出たとしても、配送先へ荷物を受け渡すときにだけ抑えておけばな

んとかなります。もし相手から違和感を抱かれたとしても、「ちょっと病気なんです」と言えば問題はありません。

また、人と接する時間も少ないし、ある程度自分のペースで仕事ができるのも人気の理由です。

そのほか、倉庫などの作業員もやりやすい仕事のひとつです。倉庫の仕事は、現場でやることをやっていれば、自分が声を出しても身体を動かしても、さほど周囲には迷惑になりません。

はじめての仕事に対しては、誰しもリスクを想像してしまうものですし、同じトゥレット症の当事者でも、全員が同じように働けるわけでもないでしょう。

しかし、本来は自らの対策と周囲の理解さえあれば、どこでも働けるはず。

また、一度職場に飛び込んでみないと自分の適性がわからない部分も大きいです。ダメかもしれないけど、一度職場で働いてみる経験が、その後の自信を作ってくれます。極端な話かもしれませんし、勤務先には申し訳ないことですが、どうしても合わなかったら辞めたっていい。

現場に入ってみて、一生懸命やっていれば、「あぁ、この人は頑張ろうとしてくれているんだな」とわかってくれて、周囲の人も味方になってくれるはずです。
引け目を持たずに、就職活動に臨んでほしいと、僕は強く思います。

一方で、適性だけに引っ張られ過ぎず、自分の興味が向く仕事に就くのもよい選択だと思います。

たとえば、僕のように運動チックが出てしまう人は、パソコン作業や書き物仕事が難しいため、普通の事務仕事などに従事するのには高いハードルがあるとされてきました。

しかし、実際には会社の事務として働いている当事者もいます。たしかに事務職は、動作や音声が出てしまうトゥレット症の当事者にとってはやや苦手な職種ではあるのですが、彼は以前から事務職に興味があり、いまは楽しそうに日々働いています。

彼は僕と同じくらい数分間に一回は奇声が出る音声チックを持っていますが、それをハンデに思っている様子はまったく感じさせません。自分のことも隠さないし、仮に症状が出てもそれを臆《おく》せずに前に出ていく。

「これから会社の人とフットサルするんです」「来週は一緒にＢＢＱへ行くんです」

などと、いつ会っても楽しそうにしていて、底抜けに明るい。

その様子を見ていると、「好きという気持ちが人を強くするんだな」と感じざるを得ません。

アルバイトで自信をつける大切さ

仕事を探す方法も、重要です。

まず、おすすめしたいのは、前章でお話しした、アルバイトから始めて、そのまま就職するケースです。

僕の知人のトゥレット症の当事者である女性は、学生時代に放課後デイサービスのアルバイトを週に一、二回続けていましたが、最近、その施設で正社員として採用されることになりました。

これは、彼女がトゥレット症の当事者だとしても、周囲の人と変わらずにきちんと仕事ができていた点がアルバイト時代に評価されたからだと思います。また、彼女は学校でも頑張って勉強して社会福祉士の資格も持っているので、彼女にしかできない仕事も少なくないようです。

トゥレット症の人と一度話をしたことがある人はわかると思うのですが、トゥレット症の当事者の人々は、チックの症状が出る以外は、いたって普通です。

そのため、アルバイトなどで経験を積みさえすれば、具体的な自信と実績を作ることができると思います。

バイト経験の最大のメリットは、たとえば「前のバイトのときはこうしていました。だから、同じようにやらせてもらえばこの作業をすることができます。僕にはそういう実績があります」と、雇い主に伝えられることです。

本人が症状について自覚していて、「病気だから仕方がないんだ」と引っ込み思案にならず、ある程度の具体的な提案ができれば、対処できるトラブルもあるはず。「こうしたら働けます」という相手への具体的な提案は、先方が最も欲している情報でもあります。企業側も「この人を採用したらどんなことになるのか」がわからないから、怖くて採用できません。でも、過去にはこういう対策を取っていたら問題なかったという説明があれば、考え方も大きく変わります。なんなら、「まだそこでアルバイトとして働いています」と言えたら、なおよいでしょう。

僕自身、就職活動で一番困ったのは、この実績と経験がなかったことです。だからこそ、これから仕事を探す可能性がある人には、ぜひアルバイト経験を武器にして、自信と実績を作ってください。

一番重要なのは「よい人がいる職場」を選ぶこと

そのほか、indeedなどの求人サイトを使って就職活動するトゥレット症の当事者もいます。特に、最近の若い人たちはＩＴ業界を志望する人も少なくありません。

ＩＴ関係の職種は、きちんと技術を持っていて、やることができるならいいよと言われるケースも多いため、トゥレット症の症状を持っていても、リモートワークのエンジニアとして高収入を稼いでいる人もいます。なかにはタワーマンションに住んで、セレブな生活を満喫しているような、うらやましい生活を送る人もいます。

理想的なのは、「よい人がいる職場で働くこと」です。よい上司や雇い主がいる職場であれば、どんな職種であっても働けると確信しています。

トゥレット症の人は接客業が難しいのではと思われがちですが、理解のある職場に巡り合った人は、ラーメン屋さんやカフェなどで働いている人もいます。たくさん声を出してしまうのも、「元気がいい店の証拠」ということで、不問にされるケースも少なくありません。

「そうはいってもよい人に出会えるかなんて運次第じゃないか」と思う気持ちもわかります。でも、トライ&エラーを続ければ、よい人に巡り合うことはできるはずです。ちなみに、「人から紹介してもらった職場」で働いている人は、長続きするし、よい人に出会っている確率も高いように思います。

身近な人に相談してみることで、もしかしたら活路が見えるかもしれません。

職場では自分のことをどんどん説明しよう

いざ働き始めた場合、職場では、自分の情報や特性については、できるだけ開示するほうがよいと僕は思っています。

なぜなら、これだけダイバーシティの重要性が問われる時代ではあるものの、他人の病気について質問することや触れることへのタブー意識というものは、どこの業界でも日本人はみんな根強く持っているからです。

病気を持っている人に対して「質問してはいけない」「触れてはいけない」という姿勢をなかなか崩せない状況がある以上は、こちら側から積極的に関わらない限り、現状は変わっていきません。

僕の場合は、仕事相手でもプライベートでも、初対面で会った方には、相手から聞かれてもいないことをペラペラしゃべるようにしています。そのため、相手から「酒井さんってホントにおしゃべりですね」と呆《あき》れられることも多いです。

内心はビビりながらではありますが、僕は一歩ずつ歩み寄っていきたい。だから、ぜひみなさんにも、その歩みに挑戦してもらえたらと思います。

「働くこと」は病気を知ってもらう機会になる

なぜ、ここまで僕が「働くこと」に重きを置くのか。

もちろん「自立」という側面もありますが、「働くこと」は、障害を持つ人と持たない人の両者の理解を深める大切な機会だと思っているからです。

病気を持っている人は「自分なんて通用しないのではないか」「自分が働くと職場の周囲の人たちに迷惑がかかるんじゃないか」と思うのではなくて、「自分と病気を知ってもらう機会にもなるんだ」とプラスにとらえてほしいです。

反対に、採用側の方々もきっと多くの葛藤があると思いますが、今後、より多くの多様性が受け入れられていくなかでは、いろいろな病気や障害の人を職場に受け入れていくことから生まれる発見もたくさんあるはずです。

最初の一歩を踏み出してしまえば、「なんだ、こんな簡単な話だったんだ」とわかるかもしれません。

だから、僕を含めた、より多くの人の働き方について、ぜひ多くのトゥレット当事者の方に知ってもらえればうれしいです。

働くことは、最初の一歩はすごくしんどいし、大変です。でも、その一歩を超えてしまうと、早いし、すごく自分のためになります。

だからこそ、僕自身はそのしんどさ、大変さの乗り越え方を提示していきたいし、その一歩を踏み出すことで得られるメリットについても伝えていきたい。それが、いまの僕に求められている一番の仕事だと感じます。

同時に、トゥレット症当事者が社会に出て働くために、重要なのがデータベースです。先にも少し触れましたが、もしほかの当事者が実際に社会に飛び込んでみて得られた知見だったり、当事者の周囲の人たちが「ほかにこういうことをやって成功している人がいたよ」と教えてくれた情報だったりを、一か所に集めたデータベースがあれば、のちに同じ病気で就職を考える人にとって大きな財産になります。

だから、この本を読んでいる方で、もしもトゥレット症の方が社会に飛び込んでみて、就職活動なり、アルバイトなり、学業を修めたり、なんらかの行動を起こしたりした際にどんな風にうまくいったのか、あるいは失敗したのかなどの知見があれば、ぜひ僕に教えてほしいと思います。

そんなあなたの知見の一つひとつが、のちのトゥレット症の人々が就職する未来において、大切な土台になるはずですから。

第6章

障害があっても、工夫次第で人生は生きやすくなる

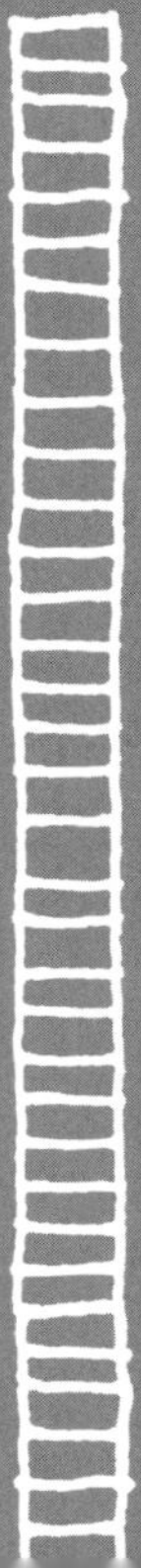

ライフハックがあるだけで、人生は楽になる

トゥレット症は精神疾患、発達障害の一種だと考えられていますが、声が出てしまう音声チックや身振り手振りが無意識のうちに出てしまう運動チックなどの症状があるため、何も知らない周囲の人を驚かせたり、身体的な障害だと思われたりすることが多い病気だと思います。

さらに、人によって症状の内容やレベルが全く違うという点も、周囲の理解が得られづらい要因のひとつかもしれません。

それゆえ、ほかの人から変な目で見られることが怖くなってしまって、外に出ることを嫌がる当事者の方も少なくありません。

僕もそのプレッシャーとは日々戦っていますが、内にこもっていてはいつまでたっても外に出られないままだし、やりたいこともできないままです。

でも、そんな状態を続けるのは、もったいないと思いませんか?

なんとかチックの症状を和らげたり、身体の負担を減らせたりする方法はないか。

自分も他人も嫌な想いをせずに、外の世界とかかわる方法はないものか。

そう考え続けた末、僕は日々、たくさんのライフハック、すなわち暮らしの質を向

上させるための生活術を導入しています。本章では僕が実践しているそんな日常のアイデアをいくつかご紹介していきたいと思います。

まずはなんといってもマッサージ

数あるライフハックのうち、運動チックがある人には特に効果的だと思うのが、マッサージです。

基本なのですでに実践している人も多いかもしれませんが、もし実践していない場合は、ぜひ今日から取り入れてほしいくらいにおすすめです。

チックの症状があると、どうしても首や腕、肩などに余計な力を込め過ぎて、背中の筋肉が凝《こ》ってしまい、症状が悪化する場合があります。

少しでもそんな筋肉の緊張を和らげるため、僕は毎晩五分ほど、肩甲骨《けんこうこつ》や肩周り、首を重点的にほぐすようにマッサージをしています。これらの部位をほぐすだけで、身体は圧倒的に軽くなります。チックの症状を持っている人にマッサージをおすすめすると、毎回「これは奇跡のようだ、全然違う！　よくぞ教えてくれた！」と喜ばれます。

もうひとつ、欠かせないのがストレッチです。普通の人でも運動した後は身体がこわばるので、ストレッチすると気持ちよく眠れると思いますが、チックの症状が一日中出続けると、やはり身体がこわばります。僕は、寝る前に足と太ももと股関節《こかんせつ》、ふくらはぎなどを、五分くらいストレッチをして、伸ばすようにしています。

筋肉のこわばりからチックの症状が起きているケースもあるので、ひどいときはマッサージや整体に行ってみるのも手です。実際、施術を受けた後は、チックの症状はかなり軽減します。

同時に、入浴も日々のルーティンとしては欠かせません。僕だけかもしれませんが、トゥレット症の人は血の巡りが悪かったり、身体が固まったりすると、症状がひどくなりがちです。夏場はクーラーで身体が冷えやすいので、できるだけ毎日お風呂に入ります。そして、一週間に一～二回は、一時間ほど入浴して、じっくりと身体をほぐすようにしています。

食事や洋服が症状を悪化させていることも？

いきなり症状が悪化したとき、なぜか体調を崩してしまったとき、意外と影響しているのが体内に摂取した食べ物や飲み物です。

たとえば、僕の場合はアルコールやカフェインなどを摂取すると、症状が悪くなる傾向があります。

以前も、疲れたときにエナジードリンクなどを飲んでいたら、ふと、とても体調が悪くなっていることに気づきました。もし、ほかに原因が考えられないのに、急に症状が悪化したならば、その日食べた何かが作用している可能性もあります。もし、症状の悪化が頻繁《ひんぱん》に起こるという人は、一日のなかで食べたものをメモして、後で症状と照らし合わせて、振り返ってみるのもおすすめです。

僕には少し感覚過敏《かびん》な部分もあるので、どんな洋服を着るかもかなり症状に影響を与えます。

いろいろと検証した末、現在の僕が毎日着るようにしているのが、肌触りが良い半袖《そで》の服です。長袖や布が余るようなダラダラした服は、身体にまとわりついて不快感がアップしてしまうので、極力避けています。

余談ですが、Tシャツなどのトップスの色はだいたい白です。なぜかというと、着心地の良いボトムスを選ぶと、ジャージ素材などスポーティーな服になってしまいます。その場合、黒以外のボトムスを選ぶと、ラフすぎて、なかなか職場には着ていけません。ボトムスが黒なので、何の色でも合いそうな白をトップスに選ぶと、いちいち悩まなくてもよいので、余計なストレスが減り、快適です。

なによりもまず、睡眠はたっぷり取ろう

一日のうちで、僕が特に大切にしているのが「睡眠」です。

その日の体調は、症状の程度に大きく作用します。なかでも寝不足の状態は、神経が休まらず、症状を悪化させる一因になる。だから、平日は最低でも七時間は布団に入るようにしています。

参考までに、僕の簡単なタイムスケジュールをご紹介しましょう。

毎朝、だいたい七時四〇分に起きたら、八時過ぎに家を出て、十分ほど電車に乗って出社し、九時から仕事を始めます。

仕事の内容は一日ごとに全然違います。日によっては、面接したり、従業員の方と面談したり、利用者さんのご自宅に行ってヒアリングしたりと、事業に関わる関係者の方との調整業務をひたすら行います。

遅いときは普通に二〇時ぐらいまで残業することもありますが、定時で帰れる日は一八時には帰宅します。

最寄り駅についたら近所のスーパーで買い物をして、夕飯を食べて、二一時くらいからお風呂にじっくり入ります。

すべての準備が終わった二二時半ごろ。スマートフォンでニュースやＳＮＳをチェックしたり、明日の仕事の準備をしたりしながら、就寝タイムへ。

ただ、布団に入るのがどんなに早くても、眠りに入るまでは一時間半くらいかかってしまいます。

なぜかというと、僕には激しい運動チックがあるので、寝っ転がっていても自然と身体が動いてしまうからです。自分では眠くても、身体が動いている間は、どうしても意識が半ば覚醒《かくせい》したままでいてしまいます。そのため、仮に二三時ごろに布団に入ったとしても、ちゃんと意識が途絶えるのは〇時過ぎだったりします。

半覚醒状態が長いため、眠るまで時間がかかることも多いです。だから、普通の人よりも睡眠時間が短くなりがちで、なかなか身体が休まりません。本当に身体を休めたいのであれば、十時間くらい寝ないとダメなのだろうとは思いますが、平日はなかなかそこまでじっくり睡眠時間は取れません。

そのため、休日はとにかく身体が欲する分だけゆっくり眠るようにしています。疲れているときなどは、休日ずっと眠ってしまうこともあります。でも、翌日からのチックの症状の出方が全然違うので、睡眠第一というルールは今後もずっと守り続けたいです。

飲食店に入るときは、先に「自分を説明する」のがコツ

ここまでは体調管理の基本についてお伝えしましたが、トゥレット症当事者の方が抱える大変さは、社会生活のなかで発生するケースが多いと思います。

当事者でないとわからない不便な点は、生活の些細《ささい》なことから大きなことまで、本当にたくさんあります。

たとえば、トゥレット症当事者の方が、意外と困りがちなのが「外食」です。普通の人にとってはごく簡単なことでしょうが、トゥレット症当事者にとってはちょっとしたハードルです。

なぜなら、僕らは無意識のうちに声が出てしまうし、テーブルを叩いたりしてしまうので、周囲のお客さんに迷惑をかける可能性が極めて高いからです。

精神力と体力があればある程度症状を抑えることもできますが、疲れているときなど、意識しても制御が難しい場合も少なくありません。

そこで、僕が飲食店を利用するとき、まず実践するのは「自分のことを説明すること」です。

面倒くさいと感じるかもしれませんが、事前にお店の人に自分の病気について説明しておくと、後々のトラブルはびっくりするほど減ります。

個室完備の店やすごく空いている店ならば、そんなに気にすることもないかもしれませんが、ときには食べたいものが頭に浮かんで、「どうしてもラーメンじゃないとダメ」「あの店の親子丼が食べたい」と思う日もあります。

そんなときは、お店に入って最初にお店の人に「僕はこういう病気があるので、もしできれば、個室か、一番端っこの席に座らせてもらえないでしょうか。空《あ》いてなければ待ちますので、空いたら通してもらえますか？」とお願いするようにしています。

ときには「ほかのお客様もいらっしゃるので、お客様だけ特別扱いするのはちょっと……」と断られることもありますが、それはもちろんお店のポリシーなので、また空いている時間などを狙《ねら》って再訪すればいいだけです。

個人的経験則ですが、そんな風に事前に伝えると、大半の場合はお店側が配慮してくれます。

なかには、人が入ってこないガラガラの席へと特別に案内してくれるケースもあります。僕がより心地よく過ごせるスペースに案内しようとする親切心が感じられて、とてもありがたいなと思います。

面倒を避けるためにも、先に事情を説明しつくそう

「厚かましいんじゃないか」「図々《ずうずう》しいと思われるんじゃないか」との想いが邪魔して、自分から事情を話すのは勇気がいるかもしれません。でも、事情がわかれば、できる範囲でみんな協力してくれるものですし、その先には、意外と優しい世界が広がっていたりします。

僕自身も、自分の病気を積極的に説明するようになってから、「あぁ、世の中の人はみんな意外と優しいんだな」と痛感する機会が増えました。

反対に、「このお店は空いているから、別に自分の病気について伝えなくてもいい

かな」と思って何も説明せずにお店に入ると、僕の場合は重度の症状があるせいなのか、かなりの確率でお店の人から「ちょっとお客さん静かにしてもらっていい？」などと注意されます。

そんなときでも、「ごめんなさい。実はこういう病気を持っていて、つい自然に声が出てしまうんです。本当に申し訳ありません」と伝えたら、「あぁ、そうだったのね。ごめんね。じゃあ大丈夫だから」と取りなしてもらえることのほうが多いです。

そのうち、「だったら先に伝えておいたほうが先方にも気を遣わせなくてよかったかな……」と思うようになったため、最近では、飲食店に入るときは、事前に一言伝えてから入ることが増えました。

飲食店に限らず、電車内でも公共施設であっても、たいていの場合は、伝えればわかってくれます。

もちろん、たまに全く理解を示してもらえない場合もありますが、そのときは、そっとその場を離れて、二度と近づかなければいいだけですから。

困ったことがあるときは、どんどん相談しよう

学校や職場などで何か困ったことがあっても、トゥレット症当事者の方は「他人に言うのが恥ずかしい」「迷惑をかけるんじゃないか」と、自分の内に秘めてしまう人も多いです。

ですが、結論から言えば、自分で悩まず、まずは周囲に相談するのが早道です。これはもう間違いないので、恥ずかしがらずに、どんどん打ち明けましょう。

そんな風に僕が思うようになった大きなきっかけは、大学時代のことでした。

すでに高校時代のときからさまざまな工夫をしていた僕は、「大学での対策もばっちりだろう」と思っていたのですが、いざ桜美林大学で授業を受けたら、新たな問題が多々出てきて、悩むことだらけだったのです。

最初はなんとか自分で解決できないかと試行錯誤していたのですが、あるときからその悩みを教授や職員さんに相談するようになりました。すると、「こういう風にしてみたらどうか」と、驚くほど多様なアイデアをもらえるようになったのです。なかには到底実現できないと思っていたような提案も、たくさん含まれていました。

そのひとつが、大学三年生のころ、先生との何気ない雑談で生まれたアイデアです。

「実は授業は座って受講するよりも立って受講するほうが、集中力も途切れないし、身体も動かないし、楽なんですよね」と僕が面談で呟《つぶや》いていたら、先生が「じゃあ教室の後ろのほうに立ちながら授業を受けたらいいじゃない」と提案してくれました。

授業は座って受けるものだとの固定概念にとらわれていた僕には、まさに目からウロコのようなアドバイスでした。

以来、「そうか。相談すると、いろんなアイデアが生まれるし、自分の固定概念もはずれるし、みんなが協力してくれるのだ」と気が付き、どんどん周囲の人に相談するようになりました。また、「これがやりづらいのでこうしてもらえますか?」と自分からも新たに提案する勇気が生まれたと思います。

ほかの人に相談してみる一番のメリットは、やはり自分のバイアス（偏見）やステレオタイプが壊れる点でしょう。

いい意味でも悪い意味でも、自分の考える「当たり前」はほかの人にとっての「当たり前」ではありません。どんなに自分は偏《かたよ》っていないと思っても、人はいろいろと凝《こ》り固まった考えを持っています。そのバイアスをどれだけ自分で崩し、周囲と共有できるかが、自分が生きやすくなるポイントなのだなと痛感しました。

常識はずれな提案も、どんどんしてみよう

仮にその解決策が常識はずれなものであっても、自分が心地よく過ごせるのであれば、体裁《ていさい》を気にせず、どんどん提案してみてほしいと僕は思います。

いまの職場でも、僕は「これはつらいな」「やりづらいな」と思ったら、随時提案するようにしています。

先日も、歩きながら電話しているとき、妙に会話が冴《さ》えるのに気が付いて、「もしかしたら自分は歩きながら電話した方が、密度の濃い会議や良い提案ができるんじゃないか」と思いました。

早速この話を社長に話すと、理解を示して、「じゃあ、酒井君は電話するときは歩きながらやりなさい」と許してくれました。

それに加え、僕にはＡＤＨＤの傾向もあり、同時に二つ以上のタスクが来ると身体

が動かなくなってしまいます。そのため、日々「もし自分の身体が固まってしまったらどうしよう」という心配を抱えていました。

でも、そのことを職場で相談すると、仮に僕がマルチタスクで身体が固まりかけたときには、周囲が「酒井君、まずはこれをやって、次はそれをやろう」と声をかけてくれるようになりました。

周囲に頼りっぱなしではよくないので、最近はかなり自分で優先順位をつけられるようになりましたが、万が一自分が忙しすぎて固まっても、何かあったら周囲がサポートしてくれると思うと、緊張感やストレスが和らぎます。

大事なことは、自分の問題を伝えるだけではなく、自分で考える解決策を提案し、いかに周囲の人と折り合いをつけていくかだと思います。

病気がない人からみたら、いろいろと自分が働きやすいカタチに提案するのは、一見わがままに見えるかもしれません。

でも、ほかの人の迷惑にならない具体的な提案であれば、誰も困らないし、むしろ会社にもよい結果をもたらせるはず。自分が思うよりも、人は他人のことを気にしてないし、ちょっとしたことなら手伝ってくれます。仮にその提案が無理だと言われた場合は、「違う方法を探ります」と新たな提案をすればいい。

仮に、自分が病気で周囲に迷惑をかけないための環境を整えることを「わがままだ」と言われるのであれば、多分その職場の環境は合わないかもしれないので、別の会社に行くことを検討してもいいかもしれません。

満員電車ではヘルプマークと優先席を活用

満員電車は、トゥレット症当事者にとっては大敵です。

事実、僕自身も毎朝十分間ほど電車通勤していますが、慣れてきたとはいえ、毎度「いま症状が出てしまったらどうしよう」という緊張感は拭《ぬぐ》えません。

でも、そんな電車の乗り方も、工夫次第でずいぶん気持ちが変わります。

まず、僕の場合、電車に乗るときは、必ず優先席のスペースに行くようにしています。車両内で優先席まで移動するのは難しいので、駅のホームにいる時点で優先席近くのドアの位置で待つようにしています。

「乗る前にどの場所が優先席だとわかるの？」と思うかもしれませんが、駅のホームドアや床面を見てみると、優先席のマークが書いてあるので、ぜひ探してみてください。

電車に乗り込んだ後は、優先席の近くにスペースを確保し、ヘルプマークが見えるようにしておきます。

そうすれば、仮に運動チックで身体が動いたり、顔をしかめてしまったり、音声チックで声が出たりしてしまっても、「あの人はヘルプマークもつけてるし、優先席のエリアにいるから、病気か何かがあるんだな」とわかってもらえるはずです。

いま社会で用意されている制度やサービスは、使うために用意されているものなので、できる限り活用してしまいましょう。

トゥレット症当事者の方に限らず、外に出るときに発生するなんらかのストレスを、社会で用意されている制度や設備を使って少しでも緩和《かんわ》できるなら、遠慮せずに惜《お》しみなく使っていくことをすすめていきたいです。

大声が出そうになったら「叫びの壺《つぼ》」を使おう

トゥレット症当事者で音声チックがある人なら、誰しも抱えるのが「突然声が出てしまう」という悩みです。

僕の場合は、どうしても声を出してはいけないタイミングであれば、「息を止める」などの対策を取ることが多いです。数十秒間であれば、声を出さずに耐えられます。

そのほか、どうしても声が出したくなったときの対処法として、よくおすすめされるのが「叫びの壺《つぼ》」と呼ばれるストレス解消グッズです。

この壺には消音効果があるので、何か叫びたいことがあるときは、壺を口に当てて「わーっ」と大きな声を出せば、外に漏《も》らさず小さな音にしてくれます。

音声チックの場合は、瞬間的に声を抑えることはできるものの、結局は大きな声を出さないと解消されない部分があるので、公共の場や深夜の自宅などでどうしても大きな声を出したくなったときにも活用できます。

実際に使うかはさておき、持っておくだけで「万が一の心の支え」になってくれるはずです。

名前や住所といった基本情報はあらかじめまとめておく

僕がよく困るのは、「名前を書いてください」と言われるシーンです。

役所で書類を記入するとき、ホテルで宿泊者名を書くとき、スマホなど何かを契約するとき、クレジットカードで支払いをするときなど、名前を書かなければならないシーンは意外と多いものです。

ただ、前出の通り、チックの症状があるため、僕は自分の名前を上手に書けません。

仮に自分で書こうとする場合は、とんでもなく時間がかかってしまいます。だから、公共機関などで名前を書くときはストレートに「代筆してください」とお願いしています。

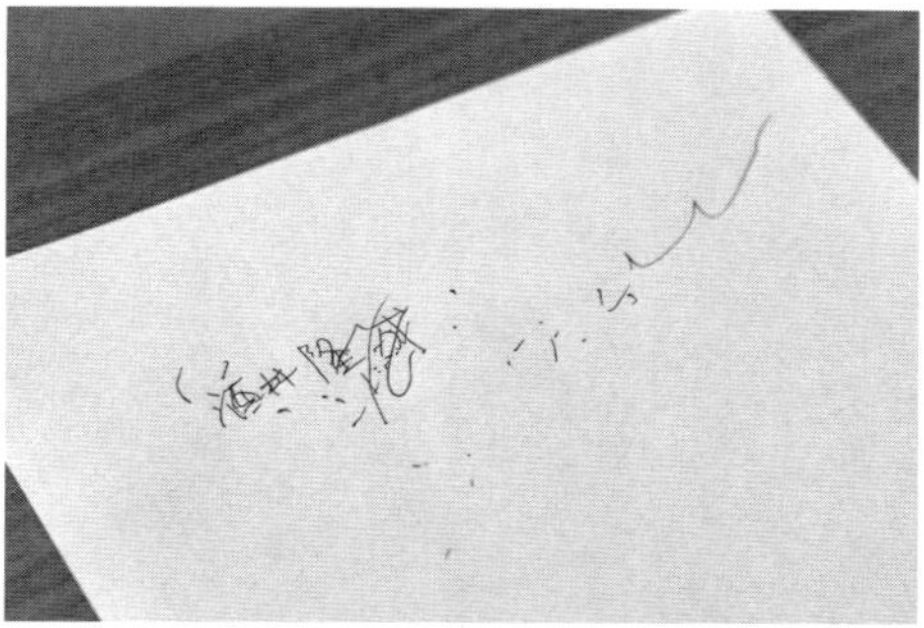
名前を書こうとしても、チックの症状が抑えきれず、ペン先がぶれたり、ときにはペンを投げてしまったりしてしまうため、うまく書くことは難しい

役所の障害福祉課などであれば、まったく問題なくやってもらえます。役所にはさまざまな障害を持っている人が訪れます。なかには、眼が見えない人も来るでしょう。当然、そうした人が自分の名前を書くのはなかなか難しいものですから、公共機関にとって代筆は日常茶飯事と言えます。

ホテルなどに宿泊して名前を書かされると

きは、誰かが一緒にいる場合なら、その人に名前を書いてもらうようにお願いしています。

これらの作業をスムーズにするため、日ごろから心掛けているのは、自分の名前や住所、生年月日などの情報をスマホなどにまとめておくこと。仮に他人に代筆を頼むときは、「僕は病気があって自分で情報が書けないので、このスマホに書かれている情報で代筆してもらえますか？」と伝えます。

もし、僕と同様に運動チックの影響で、自分で文字が書きづらい方は、スマホや紙、カードなどに、あらかじめ必要になりそうな情報を書き留めて、何かあったときにさっと出せるようにしておくのがおすすめです。

実際には使わないかもしれませんが、「万が一の場合はあそこに情報がまとまっているな」と思っておけば、安心にもつながって、チックの症状が出づらくなる効果もあります。

不安は小分けして、シミュレーションしよう

チックの症状はいつ、どこで、どんなタイミングで出るかはわかりません。

それが、トゥレット症の当事者が外に出ることを億劫《おっくう》にする理由のひとつです。

この「いつ症状が出るかわからない」という不安を軽減するために僕がとっている対策が「心の逃げ道をたくさん作っておくこと」です。

どんなことでも、事前にシミュレーションして、考えられる対策を取っておくと、心の逃げ道がぐっと広がります。

不安は曖昧《あいまい》としたままにしておくと、その一個ずつが積み重なって、もっと大きな不安を生み出してしまいます。でも、外に出るうえでの不安の原因にしても、よく考えてみると何個かに小分けできます。

いつまでも「電車で変な声が出てしまったせいで、自分では対応できないハプニングが起こったら困るな」「周囲の人から変な目で見られたらどうしよう」「注意されたらどうしよう」と思うだけではモヤモヤするだけですが、外に出たときに起こりうる不安を書き出して、それぞれの対策を頭のなかで整理するだけで、ぐっと安心感は高まります。

たとえば、運動チックが出てしまって人の目が気になるときは、つばの大きな帽子をかぶって表情を隠すことで、かなりカバーできるはず。

音声チックでつい独り言が出てしまうときは、イヤホンをつけて他人と会話するふりをして話をしていれば、「あの人は、何か変な話をしている人だな」と思われる程度にしか他人には思われなくなるのでとても楽ちんです。

自分が「嫌だな」と思う不安に対して、工夫と対策をして体裁を整えておく。そうすると、理想とした形ではないにせよ、外に出ることへの抵抗感がなくなります。

なかには、「いろんな工夫をすること自体も受け入れられない」「そこまでして外出するのはしんどいからしない」という人もいます。

でも、もしもご自身の心のうちにやりたいことが明確にあって、外に出ないと達成されないものであるのなら、手段を選んでいてはいけないとお伝えしたいです。

意外と大切な「自分の病気を説明する」技術

ライフハックのなかでも、これは必ずやっておいたほうがよいと思うのが「自分の病気を説明する練習」です。

僕の場合は、あまりにも子どものころから何度も自己紹介を繰り返しているせいか、病気について説明するのはかなり上手なほうだと思います。また、いまだに「こういうときはこういう風に説明しよう」と相手や状況に合わせて、カスタマイズするので、自分に関する説明力がどんどんアップデートされているような気すらしています。

そんな僕が、最近、自分の病気を伝える方法として利用するのは、以下のような内容です。

「僕の病気は、勝手に身体が動いて、勝手に声が出ちゃう『トゥレット症』という病気なんです。この症状を、チックと言うんですが、知ってますか？　たとえば、歌手のビリー・アイリッシュもトゥレット症であることを公表しています。また、テレビに出てくる芸能人の方々にも、身体が動いてしまう人やまばたきが多い人をよく見かけますよね。僕の場合は、その症状を何十倍も重症にしたようなものなんですけどね……」

初対面の人やあまり時間がないときにさっと自分の病気を説明するうえで、このように説明文のフォーマットが決まっていると、とても楽です。

特におすすめなのが、歌手や芸能人など、みんなが共通で知っている有名人の名前を挙げること。「あぁ、なるほどね。あれがチックっていうのか」と理解を示してもらえるので、スムーズです。

ただ、最近では、若い世代だとテレビを見ない人が増えてきていて、名前を出しても伝わらないことがあり、悩ましいところです。何か新しく、もっとわかりやすい紹介文を考えなければ……というのが、最近もっぱらの悩みです。

そんななか、若い世代に向けて最近編《あ》み出したのが、素直に「トゥレット症」という病気を伝えるという方法です。

冒頭から「僕はトゥレット症という病気なんだよね。この病気の名前を知らないという人は、ちょっとネットでググってみて?」と言うと、いまの若い人は自分が気になることは自分で調べてくれるので、キーワードを伝えるだけで、勝手にいろいろ勉強してくれます。

こんな調子で、今後も自分の病気についての説明は、一生アップデートし続けるんだろうなと思います。

自己紹介の練習は他人にチェックしてもらおう

自分の情報をうまく伝えるコツは、相手が誰であれ、どうやったらこの情報を受け入れてもらえるかを考えることです。なぜかというと、病気についての説明は、どうしても相手に押しつけがましいものになりがちだからです。

仮に「僕にはこういう病気があるんです。だから、こういう行動をすることを認めてください。しかたがないことですから」と伝えたなら、相手の人も「なんだよ、こいつ？」と反感を持つでしょう。

どんなに正論であったとしても、相手が不快な想いをするようでは、頭では理解してもらえても、心では受け入れてもらえません。さらに言えば、同じ病気を持つ人に対しても悪い印象を抱かれてしまうかもしれません。

もしも、ご自身の病気に関する説明が押しつけがましいものになっていないかを知りたい場合は、誰か親しい相手に何度か練習台になってもらってもいいと思います。

「こういう説明をしようと思うんだけれども、上から目線に感じられないだろうか」

「この説明でちゃんとイメージは伝わるかな？」

などと、確認してみましょう。

場合によっては「その言い方だと角が立つかもしれないね」「そう言いたい気持ちはわかるんだけど、こういう表現を使ったほうがいいかもしれない」といったアドバイスがもらえるかもしれません。

大人のみならず、これから学校に通いはじめる子どもたちについても、きちんと自分の病気を紹介する術《すべ》は持ったほうがよいと思います。それができるかできないかで、周囲の受け入れ方や理解度は変わってくるはずですから。

もし、自己紹介を覚えるのが大変ならば、カンニング用のカードを作るのもおすすめです。言葉で伝えるのが緊張するならば、「僕にはこういう病気があって……」と詳細を説明したカードを作っておいて、相手にカードを渡して読んでもらいましょう。

なんなら、ヘルプマークに紹介文を書いておいて、何かあるときにパッと取り出してカンニングするのもいいと思います。

人によっては、「私はトゥレットという病気を持ってます。だから突然声が出てしまいます」と書かれた缶バッジをつけている人もいます。言葉で説明したくないという人は、同じようにカードやバッジを身につけてもいいでしょう。

ぜひ、自分にとって一番良いスタイルを見つけてください。

症状が出るのは「頑張っている証拠」でもある

「大人になると、症状は緩和する」と言われるトゥレット症ですが、僕の場合、年々状態は悪化しています。

症状がひどくなる要因はいくつかありますが、大きいのは環境の変化でしょう。新しい環境に行くと、誰しも緊張するものだと思いますが、新しいストレスがかかると、精神的な負荷がかかって症状は悪くなっていきます。

でも、ときにはそんな負荷も自分には必要なんじゃないかと、僕は思っています。たとえば、いま僕は人生ではじめて会社勤めをしていますが、これまでやったことがない仕事や考えたことのない案件にぶつかることも多々あります。すると、当然身体にも影響が出て、症状が悪化してしまうことも多いのです。

ただ、こうした状況で症状が出るのは、自分が頑張っている証拠でもあるので、「いま、チックが酷《ひど》く出てるけど、いまはこの仕事をやってるから仕方がないな」と受け入れています。

なお、チックの症状は、意識すればするほど衝動が強くなるので、あまり気にしすぎないことも大切です。

指のささくれも気づかないときは痛みを感じないけれど、気づいた瞬間、急に痛くなりますよね。人間は意識すればするほどに、痛みやかゆみに反応してしまうものですが、チックの症状も同様です。

だから、新たなチックの症状が起きたことに気が付くと、「あ、新しいのが来た！こうやって気づいてしまったことが地獄の始まりだ……」と自分を呪《のろ》いたくなります。

でも、悲観しても仕方がないので、「見て、今度はこんな症状が出たんだよ！」と言って、周囲の人と面白がるようにしています。そんな行為を続けていると、不思議といつしか症状が気にならなくなってくるはずです。

「自分が楽しめないものもある」と割り切ることも必要

トゥレット症の当事者のつらさのひとつは、チックによって二次的に身体への負担が発生しても、この苦痛を理解してもらうのはなかなか難しい点です。

家族や友人といった親しい間柄であっても、なかなかこの感覚が共有できないというつらさはあります。

自分しか向き合えない痛みがあるものの、自分ではどうにもできないし、他人にもわかってもらえない。その葛藤はどうしようもないものです。

どんなにつらいと思っても、生きている以上はこの葛藤は続くので、「このつらさが続くのであれば、もう未来に希望が持てない」という人も少なくありません。

僕自身も、昔は「自分の人生には絶望しかない」と思った時期もありました。

自分の周囲には、理解ある家族や先生、友達がたくさんいる。でも、どんなに周囲に恵まれていても、周りの誰一人にも状況が理解してもらえないという感覚がつらすぎて、超孤独な気持ちに陥ってしまう。

実は、この心境になることはいまだにあります。


そんな気持ちになる要因はいくつかあるのですが、一番多いのは「自分にとって大変な作業を周囲の人がごく簡単にこなしているのを垣間見たとき」です。

パソコンでキーボードをカタカタと打つ、マウスを上手に動かして仕事をする……。社会人にとっては当たり前のように見えるスキルですが、僕にとってはとても難しいです。手を宙ぶらりんな状態に浮かせる動作で、支点が定まらないせいか、つい運動チックが出てしまうからです。

この二つの作業がこなせるようになるまでは、何十時間もかけて練習しました。現在では、軽く準備運動をして少し気持ちを落ち着けてから取り組むことで、なんとか対策できています。

でも、僕が一生懸命マイナスの状況をなんとかゼロに近づけるように苦心する一方で、健常者の人たちは、なんら準備の必要もなく、当たり前に、さらりとこなしてしまう。

頭ではわかっていても、つい自分と比較して「やっぱり自分は障害者なんだな」と、気持ちが沈みます。

また、チック症が原因で楽しい場に参加できないときも、そんな気持ちになることが多いです。

たとえば、僕の趣味のひとつは、ゲームです。

最近のゲームはコントローラーを操作して遊ぶものとパソコンのキーボードを使って遊ぶものと二タイプあります。コントローラーの場合は、コントローラーに力をこめればいいので僕にも操作ができるのですが、パソコンのキーボードになると、身体が動いて制御がきかないので、プレイすることができません。

僕は友達とゲームで遊ぶのが好きなのですが、キーボードを使うゲームには参加できません。ゲームをプレイする時間はもちろん、攻略方法や情報共有する時間も楽しみの一部だったので、参加できなくなったことは本当に残念です。

「どうして僕だけ楽しめないんだ」とまでは思わないのですが、こうした些細なことが、「あぁ、自分はほかの人とは違うんだな」「この病気がなければ僕もそのゲームをやりたかったな」との想いにつながり、気が滅入《めい》っていました。

しかし、同じような事態は数え上げたらきりがないので、いちいち落ち込んでもいられません。大概の場合は、「自分には適性がないんだから楽しめていないだけ」だと割り切ってしまいます。

人間なのだから、できないことがあるのは当たり前。たまたま自分には適性がなかったのだから、別の楽しいことを探せばいい。また、時間が合うときは、自分からコントローラーを使うゲームを提案するなどして、みんなと一緒に楽しめる工夫をするようになりました。

大切なのは気持ちを切り替えるように心がけることだと思います。

チックのための行動療法

トゥレット症につきものの運動チックですが、その力が身体にかける負荷は決して小さくありません。

たとえば、僕の右腕は、多くの人から「筋トレしてるの？」と質問されるほどに筋肉がムキムキです。

実は、筋トレはまったくしていないのですが、チックの症状が続くと勝手に腕に力が入るので、筋肉が育っていくのです。あまりに発達するので、おもしろがってプロテインを飲んだら、ますます腕が大きくなっていきました。なお、僕の場合は、右側の腕のほうが力は入りやすいのか、左の腕に比べると、右腕がすごく膨らんでいます。

毎日筋トレしたのと遜色《そんしょく》ないほどに発達した筋肉の様子を見てもらえれば、日常的にどれほどの力が筋肉にかかっているかがわかるのではないでしょうか。

ただ、昔からこんなに筋肉が大きかったわけではなく、これは身体が突然動いてしまう際にかかっていた力を、筋肉にかかるように意識して矯正《きょうせい》した結果です。この

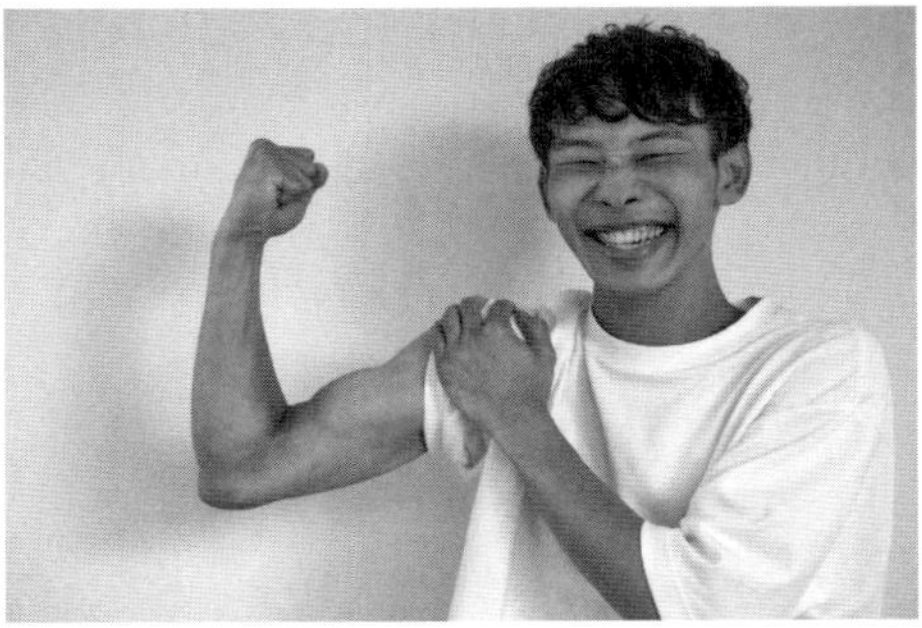
右腕の筋肉は運動チックの症状だけで発達してきた

原稿を書いている瞬間も、チックの症状の力が腕の筋肉にかかるよう意識しています。

なぜなら、頑張って意識しなければ、その力が全然別の場所に症状として出てしまい、ケガをすることがあるからです。

こぶしに力が入って自分の身体を殴ったり、顔をはたいたりすることもあります。身体を殴ればアザができるし、顔を叩けば口内炎ができたり鼻血が出たりすることもあります。

僕の中指は、長年、運動チックで机や壁などに長年打ち付けてしまったせいか、変な形で骨にヒビが入ったまま固まってしまい、不思議な形に曲がってしまっています。多分、この指の変形は一生治らないままでしょう。

人によっては、関節部分に負荷をかけるような動きをしてしまうがゆえに、少しの動作で関節に痛みが走るケースも少なくありませんし、骨折してしまう人もいます。

チックの症状は「半不随運動」と呼ばれるように、なかなか自分ではコントロールしづらいものですが、頑張れば、自分の意思で少し動きをずらしたり、多少の間は止めたりすることができます。行動療法を通じて訓練すれば、チックの症状を和らげたり、違う動きに変えたりすることもできます。

そんななか、最近トゥレット当事者の間で特に注目されているのが、CBIT(Comprehensive Behavioral Intervention for Tics)という科学的に体系化された行動療法の一種です。これは、日本語に訳すと「チックのための包括的行動的介入」です(トゥレット当事者会HPより参照)。

これまでのトゥレット症の治療は、根本的な治療をめざしつつ、病気の症状をいかに軽くするかに重きを置く部分がありました。しかし、CBITが画期的なのは、治療ではなく、行動を変化させることで問題解決しようとする点です。

問題となる行動を、別の行動で置き換える"CBIT"

CBITは、何かしらのチックの症状で問題が発生したとき、この問題行動が起きないようにするためには、どんなアプローチができるのかを考え、それに向かって行動を変更しようとする取り組みです。

大前提として、チックの症状が出るのは、身体に発生したなんらかの違和感に対して、刺激を与えて症状を緩和しようとするメカニズムが働いています。

僕の場合、突然大きな声を出してしまうのは、喉に何かしらの違和感が生まれるからです。大声を出すことで喉《のど》に刺激を与えると、気持ち悪い感覚が緩和される。だから、声を出さざるを得ないのです。

気になる部位に意識をすれば、違和感を消す行動を違う行動に置き換えることができるのです。

たとえば、喉がムズムズして違和感があるならば、声を出すのではなく、自分で喉を叩いてみたらある程度解消できることもあります。また、声を出すのではなく、「ウンウン」という咳払《せきばら》いをして解消することもできます。

もちろん、思いっきり大きな声を出すよりは、違和感は残りますが、声を出すより咳払いをするほうが、周囲からは「あの人、風邪《かぜ》をひいたのかな」ぐらいに受け取ってもらえるので、奇異な目で見られることは減ります。

そのほかにも、チックの症状によって、腕がぶらぶらと動くことに悩んでいる場合は、脇《わき》をぐっと締めて腕を身体にぴったりとつける行動を意識すれば、肘《ひじ》から先は動かないので、最初の「肘がぶらぶらと動くチックの症状」は出せなくなります。

仮に声を出したくないシーンで音声チックが出てしまうのであれば、息を止めれば言葉そのものは出なくなります。

なお、僕がこうした行動を取り入れるようになったのは、父親の協力がきっかけでした。

「こういう症状が出て困っている」と父に相談したとき、「じゃあ、声が出るなら息を止めてみたらどうか」「腕が動いてしまうときは身体に力を入れたらどうか」などと、父に対処法を一緒に考えてもらったのが、非常に大きなヒントになりました。

つまり、「このチックの症状を打ち消せる行動は何か」を考えて、それぞれのチックが出そうになったら、その動きを制御するような別の行動をとればいいとわかったのです。

ＣＢＩＴのような行動療法は、問題行動に悩むトゥレット当事者が、自分のやりたいことをやるうえでは、とても有効な方法だと思います。

自己流で行っている行動療法とは？

ＣＢＩＴのような行動療法は、身体にかける負荷も軽減してくれます。

たとえば、僕の場合は、自分の身体を叩く自傷行為がたまに出ることがあります。最初は「別に痛いだけだし、これで気持ち悪さがおさまるならいいや」と思っていたのですが、知人に「その様子を見ていると痛々しいから心配になる」と言われたことで、何かしらの対策を考えるようになりました。

そこで導入したのが、「自分を叩きそうになったら腕を組む」という工夫です。もし「自分を叩きたい」という衝動にかられたとき、がっちりと腕を組めば、腕を動かせなくなり、多少の気持ち悪さは残ったとしても、自分を叩けなくなります。何度もこの動作を繰り返すと、脳の回路がその動きを覚えるようになるのか、同じような感覚を抱いたときは腕を組むと解消されるようになります。

すべての試みがうまくいくわけではないと思いますが、こうしたやり方があることを多くの当事者が知って、実践していくことができれば、どうしてもチックの症状を出したくないときのお守りになってくれるはず。

まだまだＣＢＩＴは研究も発展途上ではありますが、これからもどんどんアップデートされていくはず。その情報が集まって整理されれば、トゥレット症の当事者たちにとっては、もっと生きやすい世の中になるのではないかと思います。

自分で自分の症状を分析する大切さ

「自分が病気を持っている」という病気に対する自覚や知識のことを「病識」と呼びます。

トゥレット症に限らず、どんな病気にも言えることですが、この「病識」を持っているかどうかは、生きやすさを追求するうえで重要な要素だなと思います。

たとえば、僕の知人は躁鬱《そううつ》の症状があるのですが、以前はその症状がどんな状況になると出るのかをよく理解していませんでした。

そこで、「こういう症状がどういうシチュエーションになると出やすくなるか」を理解するようになってから、気持ちをコントロールできるようになったそうです。

たとえば、以前は、「なぜそんなに気持ちが落ち込んでいるの？」と言われても、「わからない」としか答えられなかった。でも、その後、「なぜ気持ちが落ち込むのか」のメカニズムを分析していったら、「気圧の変化」「嫌いな人と話をした」「やりたくない作業があるのに先延ばししているのが気になっていた」「季節の変わり目だった」など、何かしらの要因があることがわかったそうです。

それを知り、「いま気持ちが落ち込んでいるのは、この前こういうことがあったからだ」と因果関係を分析するようになると、かなり自分の感覚をコントロールできるようになったといいます。

もちろん分析してもうまくいかないこともあるので、そこはあくまでトライ&エラーの繰り返しは必要です。

ちなみに、僕の場合、トライし過ぎた結果、症状が悪化したこともあります。

以前、チックの症状がひどく、夜が全く眠れずにしんどい想いをしたことがありました。「じゃあ、身体をめちゃくちゃ動かしたら眠れるんじゃないか?」と思い、寝る前に思いっきり身体を動かし、へとへとになった状態で布団に入ってみたものの、なぜか身体が動き続けてしまう。

身体を動かしすぎたがゆえに、余計に興奮してしまったのか理由はよくわかりませんが、その日は疲れているのに眠れないというつらい一夜を過ごすことになりました……。

でも、こうした失敗も積み重ねていったおかげで、「寝る前にはあまり動きすぎず、リラックスタイムがあるほうが、早く眠れる」などという自分の傾向が少しずつ見えてくるので、この失敗も決して無駄《むだ》でなかったと思っています。

他人と比べるな。過去の自分と比べよう

病気を持っていると、誰しも一度は頭に思い浮かぶのが「どうしてほかの人には病気がないのに、自分には病気があるのだろう」という考えです。

誰かと自分を比べることは、本当に意味のないことですし、精神衛生上、よくないと思います。なぜなら、その人と自分の前提条件は違うのだから、仮に比較しても正確な勝ち負けなど出るわけがないからです。

「りんごとぶどうはどっちがおいしいか」と比較しても、個人の好みによって意見は分かれるのと同じです。

とはいえ、「他人と比べない」というルールを守るのはなかなか難しいものです。学校や会社でもテストの点数やノルマの達成率などの数字で比較されることは多いですし、ライフステージの違いや働く会社の規模など、何かと差が見える部分が多いからです。

特に、現代は、SNSなどを通じて他の人の暮らしがとても見えやすいです。

しかし、SNSで披露《ひろう》されるのは、多くの場合は「よい部分」ばかりです。他人の優れている部分を見ると、自分の劣っている部分が余計にはっきりと見えるような感

じがして、気持ちが沈んでしまう人もいるのではないでしょうか。

自分の現在地を確認するため、自分を何かと比べたくなったとき、僕が昨今実践しているのは、他人と比べるのではなく、過去の自分と比較することです。

過去の自分に比べれば、いまの自分が頑張ったことや努力したことが、すぐにわかると思います。たとえば、二年前の僕と比べたら、いまの僕は大学も卒業したし、仕事もあるし、自活できている。新たにできるようになった仕事やスキルもたくさんあります。

そう考えると、自分も捨てたものじゃないなと思えます。

トゥレット症のお子さんを持つ親御さんも、つい周囲の子どもたちとご自身のお子さんを比べてしまうことがあるかもしれません。

でも、ほかの子と比べても、子ども同士の前提条件が違うので、やはりあまり意味はありません。それは、ほかのトゥレット症の子であっても同様です。この病気はそれぞれによって症状も違うし、特性も違うので、誰かと比較してもしかたがないのです。

他人との差ではなく、お子さんの以前と比べての変化こそを、見守ってあげてほしいと思います。

最大のライフハックは「挨拶」「笑顔」「感謝」

こうした病気を抱えるなか、どうしても周囲の人の助けを借りることが日常的にとても多くなります。そんななか、僕が日々心掛けていることが三つあります。

それは、挨拶と笑顔と感謝。

この三つは、どんなライフハックよりも大事なものだと思います。

僕自身が、この三つを通じて人と接すること自体が好きなのもありますが、人間誰しも、挨拶しない人間よりも、挨拶する人間のほうに好感を持つはずです。同様に、笑顔がある人や感謝する人のほうが、そうではない人よりも、周囲の人からは大切にされるし、優しくされます。

この三つは、世の中では当たり前のマナーだと思われていますが、実際には実践できていない人も大勢いる状態です。でも、意外と多くの人ができていないからこそ、挨拶と笑顔と感謝という習慣を身に着けることは、大きな武器になります。

特に、トゥレット症のように、周囲からなかなか受け入れられにくい病気を持っている人であれば、なおさら効果を発揮するでしょう。

ほんの些細なことではありますが、僕はこれまでの人生において、この三つの習慣に何度となく助けられてきました。もし、あなたにとっても、この習慣が役に立ってくれたら嬉しいです。

第7章

未来に向かって一緒にはばたこう

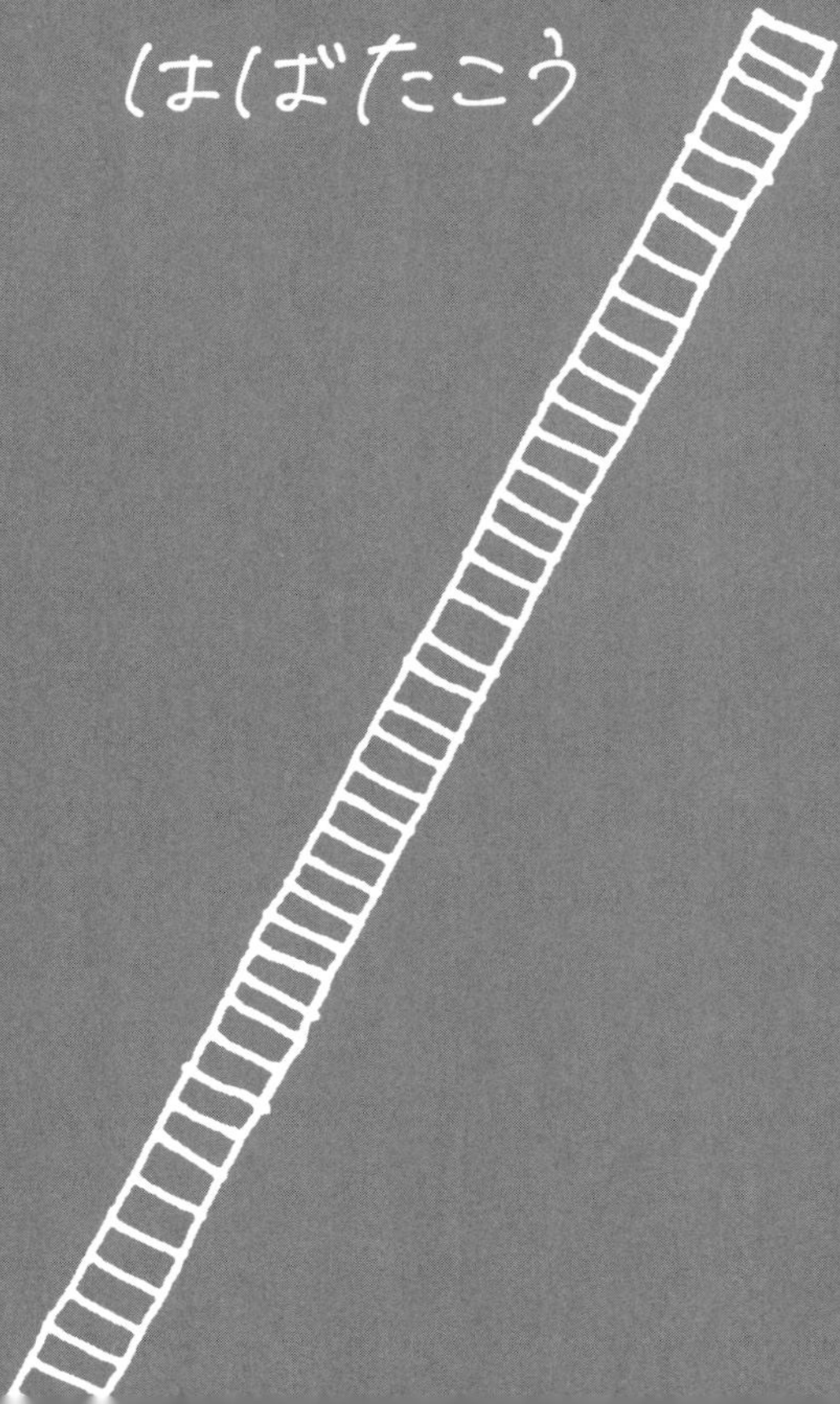

表に出るようになったトゥレット症の当事者たち

ここ一年間ほど、初対面の相手に「トゥレット症です」と伝えたときの反応が、大きく変わってきたように思います。

数年前、僕が初対面の人に会ったとき、「トゥレット症なので、もしかしたら身体が動いたり、声が出たりするかもしれませんが、気にしないでください」と伝えると、「トゥレット症ってなんですか？」「それはどんな病気ですか？」と聞かれることが大半でした。

でも、最近では「あぁ、トゥレット症って聞いたことがあります」「最近、そういう病気があるということを知りました。チックという症状が出るんですよね？」「映画『ジョーカー』で主人公が抱えていたのでは、と言われている病気ですよね」などと返されることが増えてきました。

僕らの病気の存在を知ってくれている人が増えている理由は、トゥレット症を持つ人が、メディアや講演会などを通じて、表に出る機会が増えつつあるからだと思います。

実は、ほんの数年前までは、トゥレット症の当事者は表に姿を出さない人のほうが多数派でした。

五年ほど前、ＮＰＯ法人のトゥレット協会からお声がけしていただいて、トゥレット症の関係者が集まる会合に行ったことがあります。現地に行った僕が驚いたのが、その場にいる人の大半は当事者ではなかったことです。

代わりに来ていたのは、当事者の親御さんや家族、支援者の方ばかり。その場に二十数人いたと思うのですが、当事者は僕を含めて三～四人しかいませんでした。

そこで交わされる会話は「うちの子はこんな感じで困っています」「どうしたら表に出てくれるのでしょうか」という内容が中心でした。つまり、当事者の方とどう向き合えばいいのかを悩む家族や支援者の声が主だったのです。

ところが、現在、同じ会合に行くと、参加者の半分以上は当事者の方々です。

しかも、会話の内容も、「どうしたら仕事が見つかるか」など前向きなものが多いです。それだけでも、大きな変化を感じます。

「満員電車で叫んでしまうかもしれない」という恐怖心

なぜ、トゥレット症の当事者があまり表に出ることがなかったのか。

その背景のひとつは、日本人の国民性にあると僕は思っています。日本は非常に協調性を重んじる国ではありますが、反面、協調性を守れない人に対して排他《はいた》的な一面が強いです。

トゥレット症のように「人と違うことをする人間」に対する社会的な圧力は、非常に大きいです。ときには、僕らが外に出ることをためらうほどに。

たとえば、仕事終わりで疲れ切った人々がたくさん乗っている満員電車を想像してみてください。

そのなかで、あなたが「あー！！」と大きな声で叫んだとしたら……どうなるでしょうか？

周囲の冷たい視線を浴びることは確実ですよね。場合によっては疲れて機嫌の悪い人から怒られる可能性だってあるでしょう。

普通なら、そのリスクを想像すれば実行に移すことはないと思いますが、僕らトゥレット症の当事者は、仮にその衝動が頭に浮かんだら、もう止めるすべはありません。どんなに「ここでそんなことをしたら白い目で見られるんだから、やってはいけない！」と思っても、行動に出てしまいます。

「もし、ここでいまチックの症状が出たらどうしよう」という緊張感は、外出するうえで非常に大きなプレッシャーです。

そこまでヒヤヒヤするくらいなら「外出したくない」と思うのも、当然でしょう。

トゥレット症の人々よ、もっと外に出よう！

強いプレッシャーと日々隣り合わせに生きているからこそ、「自分たちが外に出たって、人に迷惑をかけるだけだし、自分も嫌な想いをすることはわかっている。だったら、外に出なくてもいいや」と思ってしまう。

挑戦したいことややりたいことがあったとしても、恥ずかしさや恐怖がつきまとい、怖くて外に出ることができない人は少なくありません。

また、ひと昔前では、家族が自分の子が病気であることを受け入れられなかったり、体面を気にしたりして、トゥレット症の当事者を家から出さないようにする傾向もあったようです。

そんな背景があるなか、これまで家にこもりがちだったトゥレット症の当事者たちが、社会に出て、自立していく。

それが、僕らがめざすゴールだと感じています。

だからこそ、トゥレット症の当事者たちには、もっともっと外に出てほしいのです。

外に行く理由はなんだっていいと思います。

趣味を楽しみたいからでもいいし、仕事を頑張ってお金を稼いで、優雅な暮らしがしたいからでも、なんだっていい。

とにかく、この病気を持っていても、どんどん外に出ていいのだという自覚を、より多く人に持ってほしいです。


近年は、世の中における障害に対する考え方が大きく変化していることも、僕ら当事者にとっては大きな追い風になっています。

以前であれば、健常者と障害者は別の存在として扱われていて、トゥレット症は障害者のカテゴリーのほうに分類されているようなイメージでした。

しかし、現在は、特に健常者と障害者という分類はせず、世の中に独立した個々の人間がいて、そのなかには障害を持つ人もいる……という考え方にシフトしつつあるように思います。

こうした時代の流れが根付いていけば、トゥレット症の人が自分を隠さずに表に出られるようになる日も近いのではないでしょうか。

病気について伝えることで、関係が深まる

もし、一度外に出たならば、自分の病気について、周囲の人にどんどん伝えていってほしいと思います。

それは、トゥレット症の当事者は、事情を知らない多くの人からすれば、「怖い」と思われがちな存在だからです。「ヒエー」とか「わー」と大声を上げたかと思えば、ブツブツと独り言を口にしたりもする様子を見ていると、まともに会話ができる人なのかが判断がつかず、「怖い」と思うのは当然です。

人によっては「自分の病気について他人に話すのに抵抗がある」という人もいるかもしれませんが、一緒にいる以上はどうしてもチックの症状は出てしまうし、それを

相手に受け入れてもらわないことには関係性を築けません。

僕の場合は、相手には負担をかけてしまうかもしれませんが、「僕はトゥレット症という病気だから、ちょっとうるさいけどごめんね。うるさかったら言ってね。何かしらの方法で解決するように頑張ります。わからないことはどんどん質問してくれてかまいません！」と事前に伝えておきます。

一方で、この本を読んでいるトゥレット症当事者以外の方にお願いです。

これはごくごく一方的な当事者としての勝手な希望ではありますが、職場や学校などで、チックの症状を持つ人とかかわりあいになった際は、できれば一度、その当事者に対して、病気について話しかけてもらえると嬉しいです。僕らとしては、トゥレット症について多くの人が関心を持ってくださるだけでありがたいからです。

もし、話しかけた末に、その人が「トゥレット症だ」とわかったら、動いたり声が出たりする行動はチック症が影響しているとわかるので、「この人は変な人ではないか」とむやみに不安に思う必要はありません。

ちなみに、仮に僕が誰かにチックについて話しかけられたなら、うれしくなって「僕の音声チックはひどくて、毎日朝から晩までずっと声が出てしまうんです。でも、音声チックっておもしろくて、その時期ごとに出る音声が違うんですよ。たとえば、僕の場合、『猫が飼いたいなー』と思っていたら、その想いが募りすぎたのか、いつしか無意識に『にゃー』という音声チックが出るようになってしまったんですよ。ま、猫を飼えない寂《さび》しさが紛《まぎ》れて悪くないですね……」などと延々と話し続けてしまいます。

病気を持っている人に対して、そのことを質問するのは抵抗があると思うかもしれません。たしかに嫌がる方もいるかもしれないので、その場合はそっと会話を切り上げてほしいのですが、自分の病気について話しかけてもらって喜ぶ人もたくさんいます。

僕の場合は、むしろフランクに病気について質問をしてくれる方が増えれば、「あぁ、自分のことを知ろうとしてくれているんだな」と感じられて、とてもうれしいです。

小さな配慮で、ダイバーシティは進む

ただ、こうしたコミュニケーションは、本来はチックの症状を持つ人だけでなく

て、聴覚過敏や視覚過敏などの過敏症を持っている人はもちろん、障害者も健常者も関係なく必要なものだと思います。

結論をいえば、適切なタイミングでお互いの状況について理解を示し、気遣いをしながら距離をとれば、人間関係は円滑に回ります。

もちろん、多くの場合「やってもらう側」である僕がそんなことを言うのは、おこがましい話ではあるのですが、人間関係とはそうやってお互いが配慮を持って、譲り合うことで成り立つのだと思います。

たとえば、世の中には犬が嫌いな人はたくさんいます。

実は、僕も昔は犬が苦手でした（いまは大好きです）。でも、あるとき、犬を飼っている友達の家にどうしても遊びに行きたくて、悩んだ末に「僕は君の家に遊びに行きたいんだけど、犬が怖いんだよね」と友達に打ち明けました。すると、それ以降、友達は、僕に気遣って、彼の家に遊びに行くと必ずそのワンちゃんをケージに入れてくれるようになりました。

障害や病気に対する配慮も、これと同じようなものです。お互いが臨機応変に譲り合って妥協点《だきょう》を見つけていけば、きっと問題は生まれません。

このように「〇〇嫌い」などであれば対応できるのに、そこに「病気」の名前がつくと、途端に相手とどう接していいのかわからなくなってしまう人は、非常に多いものです。

なぜかというと、そこには、日本に昔から根付く、「病気の人」「障害のある人」をカテゴリーに当てはめて、型通りの対応をする文化が影響していると思います。

でも、型通りの対応をすることは、病気や障害自体を持っている人の個々の個性を無視することと同じで、障害者と健常者を分断する行為にもつながります。

しかし、こちら側が遠慮し過ぎず、自分の病気をオープンにして、みんなに受け入れてもらえる土壌づくりをしていけば、「かわいそうな病気を持った人」というカテゴリーから抜け出して、もっとお互いがフラットに接し合うことができるのではないでしょうか。

「病気があってかわいそう」だと思われることで得られるメリットもあるかもしれませんが、そこから抜け出して、障害のあるなしにかかわらず、「他人に対する当たり前の配慮」の幅を広げていくことが、本来僕らがめざしていくべきゴールなのかなと思っています。

だから、病気を持っている人も持っていない人も、わからない相手に対して質問すること、近づくこと、相手を知ることを怖がらず、もっと歩み寄ってほしいです。

お絵描き配信を通じて、出会ったパートナー

声も出すし、身振りも大きい。そんな重度のトゥレット症は、他人と一緒に暮らすのは、ある意味非常に難しい病気です。だから、誰かと一緒に過ごすことを端《はな》から諦《あきら》めて、「結婚なんて」「恋愛なんて」と遠ざけてしまう人も少なくありません。

僕自身も、人生で好きになった人は何人かいましたが、「生涯《しょうがい》を共に過ごせるパートナーなんてできないんじゃないか」と思うこともありました。

しかし、数年前に、ひとつの出会いをきっかけに、そんな僕の価値観は大きく覆《くつがえ》されることになりました。

その出会いがあったのは、僕が大学二年生のときです。当時、新型コロナウイルス感染症が世界的に流行し、学生生活はほとんど在宅で過ごしていたため、僕は趣味で絵を描き始めました。

元々マンガやアニメが好きだったことに加えて、兄も絵が上手でしたし、中学時代

からの親友も漫画家のアシスタントをやっていたこともあり、絵を描く行為は僕にとって身近なもので、以前から憧れも強かったからです。

試しに絵を描いてみてSNSにアップしてみると、思ったよりも反響があり、しばらくすると、いろいろな人とオンライン上でのつながりができるようになりました。

そこで生まれたコミュニティから、僕自身が絵を描きながら配信をすることもあれば、ゲームをしている様子を配信する「ゲーム実況」や、リアルタイムに絵を描いている様子を配信する「お絵描き配信」などを見に行くこともありました。

そんななか、一人の女性配信者が、僕の配信を見に来てくれていることに気が付きました。以前から彼女のファンでよく配信をチェックしていた僕は、彼女とよくオンライン上でやりとりを交わすようになったのです。

当時の僕は、大学で感じた周りに対するもどかしさや、啓発活動の方向性など多くの悩みを抱えていたのですが、配信では自分のプライベートな想いを伝える機会も増えていきました。あるときは、トゥレット症を世間に広める上で、自分の行いは正しいのかと弱音を吐いて、誰も何もコメントできないような雰囲気に陥ったこともありました。そんな凍った空気を溶かしたのが、彼女の次のようなコメントでした。

「あなたが幸せに過ごすことが、何よりもみんなのためになると思います」

長い間、誰にも理解してもらえないもどかしさを抱えた僕に、彼女の言葉は心の奥深くにぐっと刺さりました。

オンライン上だけのつながりではありましたが、そんな彼女の優しさに惹かれて、お互いの配信で交流を続けるうちに、次第に彼女の価値観にも共感を覚えることが増えていったのです。

顔も見たことがない。会ったこともない。直接言葉を交わしたこともない。そんな状況ではありましたが、紛れもなく「これは恋だ」と確信しました。

自分の気持ちに気づいた僕は、そこから彼女に猛アプローチをかけました。彼女からしたら、僕は会ったこともない自分を応援してくれるただのファンの一人に過ぎず、直接交流するのはNGだったと思います。

ただ、まずはお互いを知るために、絵を描いたり作業をしたりしながら通話する「作業通話」に誘いました。その作業通話が始まった二日目、気持ちを抑えられなかった僕は、なんと彼女に告白していました。

もちろん僕が距離を詰め過ぎてしまうと、彼女から一線を引かれてしまう気もしていましたが、それでも好きな人ができると一直線に突っ走ってしまう僕は、そこからひたすらアプローチをし続けたのです。

そんな日々が二年間ほど積み重なって、お互いに信頼関係を築くようになったころ、僕たちは正式にお付き合いを始めることになりました。

お互い病気を持ちながら、歩み寄れる関係に

二人が付き合う前に、まず大きな課題としてあったのが僕の病気のことです。彼女はトゥレット症のような病気をそれまで知らなかったため、僕の話を聞いてからどんな病気かをネットで調べてみたそうです。

そうすると、僕の動画が出てきたようで、「あなたが、この動画の人なの？」と驚いていました。

彼女は感性が面白い人で、僕の病気を知ってから最初に言われた一言もかなり意外なものでした。

「あなたの病気について、同情したほうがいいですか？　気にしないほうがいいですか？」

この言葉は、彼女なりに、僕と僕の病気との向き合い方を探ってくれていて、病気があろうとなかろうと、人としての本質は変わらないということを伝えてくれたのだと思います。

僕は「気にしなくていいよ。でも、そういう風に気遣ってくれてありがとう」と答えました。

その言葉通り、彼女は僕に病気があることを気にせず、日々接してくれます。

たとえば、ある日、僕の身体が急に動いて彼女の足を叩いたとき、彼女が僕に叩き返してきたことがあります。これに対して、「突然叩かれることの驚きを知ってほしい」と言われ、「なるほどなぁ」と妙に納得したのを覚えています。

また、僕の耳元でいきなり彼女が「わ！」と大きな声を出してきたこともありました。「急に何するんだ！」と僕がびっくりすると、「あなたも急に声を出してびっくりする人たちの気持ちを知ったほうがいいと思ったから」と言うのです。

普通であれば、「彼は病気だから仕方ないね」と受け入れるところを、彼女はやり返してくれることで、逆に僕と「対等」に接してくれているように感じています。

無理に我慢をせず、気を遣いすぎることもなく、僕のことを彼女なりに理解しようとする姿勢が、僕は大好きですし、そんな彼女と接するたびにいつも温かな気持ちになります。

実は、彼女自身も双極性障害などの病気を持っていて、日々、それらの病気と付き合いながら暮らしています。二人とも病気のせいで体調や気分のアップダウンが激しいし、一生付き合っていくかもしれない病気を抱えていますが、その大変さがお互いにわかっているからこそ、思いやりを持って接することができているのかもしれません。

周囲から反対された彼女との同棲《どうせい》

そんな彼女とは、付き合い始めて約三年が経過しており、現在は同棲もしています。

一緒に住み始めた理由は、出会った当初、彼女が家族との折り合いがあまりよくなかったからです（離れて住むようになった現在では、彼女の家族はとても仲が良いのですが）。

地方の田舎町に住んでいた彼女から「家族とあまり仲が良くない」と相談を受けたとき、たまたま僕は大学の夏休みが近かったので、「じゃあ、夏休みだけ東京に遊びに来てみたら？」と提案してみました。そこから、彼女が東京に来るようになって、半同棲を経て、気が付いたら一緒に住むようになっていたのです。

ただ、最初は、両家の親からはとても強い反対に遭いました。

「お互い病気を持っている状態なのに、ちゃんと責任は持てるのか」

「これからもっと大変な目に遭うかもしれないぞ？」

などと何度苦言を呈《てい》されたかわかりません。

特に、僕の父からは強く心配されました。これまで大変な想いをして育ててきた子どもだからこそ、お互いに病気を持つ男女が一緒になって大丈夫なのだろうかと心配になるのもわかります。

ただ、僕としては「やってみないとわからない。だから結果で見せるしかない」と感じて、親の反対を押し切って、同棲をスタートさせました。

あれから一年以上が経ちますが、現在、僕らの関係は至って良好です。

彼女は、自然の豊かな場所で育ったので、いまも大きな公園などに行って時間を過ごすのが好きな人です。

お互いお酒も飲まないので、夜遊びなどもせず、週末には二人そろって公園や河川敷などに散歩に行くのが楽しみです。その様子を見て、周囲からは「老夫婦のようだね」とよく言われます。でも、僕自身は老夫婦のような平穏な日々が一番幸せだと感じるので、むしろ誉《ほ》め言葉だなとうれしくなってしまいます。

喧嘩はしますが、一緒にいるのがもはや当たり前で、日々、相手の存在がとても大切だなとひしひしと感じます。

数年が経つも相変わらず仲良く過ごす僕らの様子を見て、あれだけ同棲に反対していた双方の両親も、いまでは見守ってくれるようになりました。

病気があっても幸せな未来は築いていける

僕と彼女には、それぞれ抱えている病気の影響で、日によってお互いのコンディションも違います。しかし、仮に病気のない人であっても、調子が良い日や悪い日があるのは当たり前のことでしょう。

僕たちは、その上がり下がりが人よりもちょっと大きいだけだと思っています。

それに、僕と彼女は、人よりもできることとできないことが極端に分かれています。でも、二人でいると、その凹凸《おうとつ》がぴったり合うなと感じることが最近増えました。

たとえば、僕は人と話をしたり、外に出たりして、仕事をしてお金を稼いでくることもできるのですが、壊滅的に家事ができません。

包丁を持ったらすぐに怪我《けが》をしてしまうし、掃除、洗濯はほったらかし。人並みにできる家事といえば買い物やゴミ捨てくらいでしょうか。

逆に彼女は料理が好きで、洗濯や掃除はそこそこ。お金は配信で稼ぐことはできるけど、メンタル的には企業や組織に属して働くには向いていないタイプです。

そんな二人がお互いにできる分野を担当して生活しているので、文字通り、「支え合う」という言葉がぴったりだと、我ながら思います。

なお、彼女とは年内に結婚もできたらいいなと考えています。この本が出るころには、もしかしたら、結婚している可能性があるかもしれません。

僕だけでなく、トゥレット症を持ちながらも、パートナーと一緒に暮らしている人や結婚した人の話を聞くことが最近増えてきたように思います。

昔は原因不明のなんだかわからない病気とみなされていたものに、名前がつき、仮に治すことが難しくても、理解や対処の仕方をいろんな人が考えて、社会も受け入れようと態勢を整えてきているからこそ、そういう未来ある話がもっともっと増えてきたらいいなと感じています。

「病気があるから幸せになれない」なんてことはない

トゥレット症の当事者は、身体に症状が出る部分以外は、思考がクリアで、自分がやりたいことはだいたいできる人も少なくありません。頭の働きは健常者とほとんど変わらないがゆえに、自分の病気を受け入れられない人が多いのも事実です。

「自分はもっとできるはずなのに、どうして……」と。

僕自身、昔は「自分はトゥレット症という病気だとみなされているけれども、普通の人と何ら変わらないし、一緒だ」と思っていました。

でも、いまにして思えば、そう思うこと自体が、病気に対する一種の差別偏見のようなものだったのかもしれません。本質的には、病気があろうがなかろうが、その人が幸せに生きられているのであれば、それ以外の部分はとても些末なことだと僕は思うようになったからです。

なぜなら、そう思わないと、「病気があったら幸せになれない」と認めることになってしまうからです。

でも、病気があったら幸せになれないなんてことは絶対にないはずです。どんな病気を持つ人であっても、幸せにはなれる。だから、昔のように無理して「自分はこういう症状はあるけど、ほかの人と変わらない普通の人間だ」と無理に思い込むことはやめました。いまは自分に病気があっても、幸せに生きられる方法を見つけたと思っていますし、今後の人生でもその方法を模索《もさく》していきたいと思っています。

もしも、いまトゥレット症の病気が受け入れられないという人は、まずは病気との折り合いをつけるところをめざしてみてください。

そのためにも、僕をはじめ、いろいろな病気の当事者が社会で活躍して幸せに生きていることを、ご本人はもちろんその家族の方にもどんどん知ってほしいです。

そして「病気があったってこんなふうに幸せに暮らしている人もいるんだから、自分だって大丈夫だ」と思える空気が広がってほしいです。

課題のひとつは、都心と地方の格差

どんな病気があっても、自立して、やりたいことをめざせる環境を作ること。そのために、まず大切なのが、多くの方に病気の存在を認知してもらうことだと僕は思っています。おかげさまで、東京などの首都圏では、トゥレット症という病気を知って、理解してくれる方の存在がどんどん増えています。

ただ一方で、地方におけるこの病気に対する認知度の低さは課題です。

突然動き出したり、叫び出したりするトゥレット症の症状は、見慣れない人の目からすると、極めて異常なものに映ります。それゆえ、地方の田舎では、トゥレット当事者の方が「狐憑《きつねつ》き」「異常者」「何か悪いものがついているに違いない」などと陰口を叩かれることもあるとの話も聞いたことがあります。

僕自身は幸いなことにそうした扱いは受けたことはありませんが、実際に地方に行ってみると、チックの症状に対して、物珍《ものめずら》しそうな視線を送られることが多いように感じます。

また、別のトゥレット当事者が、地方に住む友人の家に遊びに行った際は、その友人宅のご家族の方がその当事者の出す声や近隣に与える印象が気になったようで、後日、近隣の家に菓子折を持って、「すみませんね。子どもの友人が遊びに来たんですが、こういう病気を持っているそうで……」と挨拶周りに行っていたそうです。

もちろんフォローをしてもらえるのはありがたいことではありますが、トゥレット症という病気がそこまで大ごとになってしまうのであれば、地方の田舎に住んでいる当事者の人はさぞ生きづらいだろうなとも感じます。もし僕がそんな地域に移り住んだならきっと目立ちすぎてしまって、普通に生活できないかもしれません。

もちろんこの事例は極端な例に過ぎませんし、僕自身も自然豊かな場所は大好きなので、地方にはぜひまた訪れたいとは思っています。だからこそ、病気に対する認知度の格差を縮めたいと考えているのです。

診療してくれるお医者さんや病院の少なさも問題

病気に対する地方格差について思うのは、周囲の理解はもちろんですが、もうひとつ大きいのが病院の問題です。

トゥレット症という病気を診察できる病院は地方にはまだまだ非常に少ないのです。ほぼないと言っても過言ではありません。そのため、月に一回程度、診療を受けるために上京するという当事者の人によく遭遇します。

その背景にあるのは、トゥレット症という病気が、そもそも何科の病気に属するのかがいまいちわからないことも原因でしょう。

脳や神経の病気なのか、精神の病気なのか。これに対して明確な答えはいまだになく、とにかくトゥレット症を診察できるという先生の元に行くしかありません。

僕自身は、子どものころに病気が発覚したこともあり、小児科の先生にずっと診察を続けてもらっています。

医学的に厳密なことはよくわかりませんが、トゥレット症の治療には、脳や神経や精神にかかわる科、小児科など、複数の科に少しずつまたがるような知識が必要になります。だから、これらの知識を踏まえたうえで、総合的に見てくれる先生が一番好ましい。ひとつの観点からだけで見ると、何かの兆候を見逃してしまったり、患者に無理を強《し》いたりするリスクも出てきてしまいます。

だから、先生選びはとても重要なのですが、地方にいると「よい先生にめぐり会う」という以前に、まず専門の先生があまりいないので、トゥレット症の適切な知識を持った先生に出会うことすら難しいのです。

なお、現在、主治医を探している当事者の方は、NPOのトゥレット協会のホームページを見てみるのがおすすめです。このホームページ内には、トゥレット症の診察ができる先生の名前がリストアップされています。

随時更新されているので、リストを見て、ご自宅から一番近い、あるいはアクセスのよいお医者さんに連絡を取ってみてほしいと思います。

将来の夢はトゥレット症のグループホームを作ること

地域の目や医師不足という問題点があるなか、地方に住まうトゥレット症当事者の方が抱える負担は大きいと思います。

本書でもお伝えしましたが、トゥレット症当事者が一人で生きていこうとした際、大変なのが家探しです。音声チックが出やすい人であれば、夜中に突然叫び出してしまうこともあるので、近隣住民の理解が得られていないと不審者だと勘違いされてしまうからです。

　僕のように、いま住んでいる家の大家さんがとても理解がある人で、さらに近隣に住んでいる方々もみな優しい人ばかりである環境は、とても運が良いのだとしみじみ痛感しています。


　この「住居問題」は、トゥレット症当事者にとって非常に大きな問題です。

たとえば、地方に住んでいる当事者の場合は、なかなか家から出られないという人も多いのですが、それは周囲に病気に理解がある職場が少ないし、家族との折り合いが悪いことが原因としてあります。

　でも、東京をはじめとする都会では、仕事がたくさんあるし、そもそも多様な人がいるので、仮に外でチックの症状を見かけても受け入れてくれる土壌がある。地方で自宅にひきこもってしまうのであれば、思い切って東京に出てきたら、もっと違う生き方が見つかるのではないでしょうか。

　しかし、地方から一人で東京に来るには、お金も必要だし、知り合いがいないと仕事も見つからないし、家も見つかりません。そうしたハードルがあるからこそ、多くの人が行動できないのが実情です。

現在の僕の夢は、周囲の目が気になるから活動的になれないという地方在住の当事者の方が、東京、千葉、埼玉、神奈川などの首都圏へと引っ越せるグループホームを作ることです。

既存のグループホームはあるのだから、それを利用したらいいじゃないかという声もあるかもしれませんが、仮に、トゥレット症当事者がグループホームに住んだ場合、声の大きさや身振りの大きさから、隣の部屋の人から苦情が来ることは間違いありません。

だから、トゥレット症当事者が普通のグループホームに入るのは、少し高いハードルがあるのです。でも、同じ病気を持っている人同士であれば許容できるし、理解もできるはず。

もしも、トゥレット症当事者が、気軽に住めるグループホームがあれば、そこを拠点としてアルバイトをしたり、働ける環境を探したりできます。

普通の家賃よりは安めに設定することで、就業前の人であっても住むことができるでしょう。そのほか、家事の支援やモノの管理、お金や薬の問題や公的サービスの活用など、知見のある職員や担当者が新しく入ってきた人に教えることができます。

ゆくゆくは障害者雇用に理解のある人材会社などと提携しておけば、就労支援を行うこともできるはず。

こうした東京で仕事を探しながら生活を組み立てるサイクルを作ることが、現在の僕の夢です。

現在、マツノケアで学んでいる経営の仕組みや人とのつながりや知識を、近い将来その夢のために活かせればと思います。

一番早く変わってほしいのは「教育」

今後、トゥレット症をはじめとするさまざまな障害や病気を持つ人が生きやすい世の中になるために、一番変わってほしいこと。それは教育です。

この病気に限らず、義務教育の段階で、子どもたちがさまざまな病気を知る機会が増えれば、病気に対する理解も生まれるはずです。社会的なストレスがぐっと減るはずなので、この病気について悩む人はもっと少なくなることは間違いありません。

繰り返しになりますが、この病気については「多くの人がこの病気について知らないこと」自体が大きな壁になっています。

最近は、小学校などに行って、「世の中にはこういう病気があるよ」と講義する取り組みを行っているトゥレット症の当事者もいます。なぜ小学校の子に病気について教えるのかというと、大人になってから知識を得ても、素直に受け入れられなかったり、やはりどこか偏見を抱いたりしてしまうものですが、小学生くらいの時期の子どもは偏見が少ないので、言われた知識をすっと吸収してくれるからです。

そして、彼らがその知識と経験を持ったまま育ったならば、仮に実際にトゥレット症の人に出会ったときも「あぁ、この病気はチック症という症状が出るんだよな。小学校のとき、同じ病気の人が講義に来てくれていたな」と思い出してくれるかもしれません。

そうやって若いうちから価値観を育てていけば、早い話、十年、二十年くらいで環境は大きく変わるはず。さらに、その子たちが親世代になったとき、自分の子どもに「突然声を出したり、身体を動かしたりする、トゥレット症という病気があるんだよ」と伝えてくれれば、さらに理解が進みます。

そのころには、どんな地方であってもトゥレット症の患者を「狐憑き」だなんて呼ぶ人はいなくなっているでしょう。

そうなれば、日本人の病気に対する価値観も変わっているでしょうから、トゥレット症の当事者のみならず、さまざまな病気や障害に悩む人たちが減るはずです。

だからこそ、小さいうちから子どもたちがこうした病気に触れる教育機会を増やしてほしいと感じます。

トゥレット症の子どもたちのロールモデルになりたい

本書を読んでくださっている方のなかには、トゥレット症のお子さんをお持ちの方もいらっしゃるかもしれません。

僕と同じ病気を持っている小さい子の親御さんは、毎日、すごく大きな不安を抱えていると思います。

これから先、この子はどうやって生きていくのか。

この病気はもっと悪化してしまうのか。

仮に病気が進行した場合、この子は一人で生きていくことはできるのか。

事実、会合や講演などに顔を出すときに、そんな悩みを抱える親御さんから相談を受けることは本当に多いです。

多くの保護者がそんな先行きが見えない想いを抱えているなか、もし、自分の子どもよりも年上で、社会人として働いて、自分の幸せを手に入れている人間がいたとしたら、それはひとつの安心材料になるのではないかと思います。

事実、講演会などで僕が話をすると、当事者ご本人や当事者ご家族から「酒井さんの活動を見て刺激になりました。ありがとうございます」と言ってもらうことが多くあります。

まだ何も成し遂げていない僕ではありますが、そんな自分がいままで生きてきた軌跡が、誰かの希望になっているということは単純に嬉しいです。

自分で言うのはおこがましいし、まだまだそんなレベルには達してないとは思うのですが、今後の目標のひとつは、トゥレット症に悩む子どもたちにとって、僕がひとつのロールモデルになることです。

そのために、人生で考えられる成功や幸せを全部成し遂げて、「あんなふうになりたい」と思ってもらえるような姿を発信していきたいなと思っています。

生きるモチベーションは「やりたいことリスト」を作ること

トゥレット症の当事者に限らず、何かしらのハンディキャップを持った人は、普通の人が思うような「これがしたい」「あれをやりたい」という気持ちを諦めてしまいがちなところがあります。

でも、僕は絶対に諦める気はありません。

むしろ、自分がいつか達成したいことを書き込んだ「やりたいことリスト」を作って、毎日それに向かって努力しています。

たとえば、僕が目下やりたいことは「ペットを飼うこと」です。

僕は動物好きなのでペットを飼いたいなぁと思うのですが、その夢を達成するにはたくさんのハードルを乗り超える必要があります。

まず大事なのは、ペットが飼える環境下に引っ越すこと。トゥレット症だと住居選びがなかなか苦労するので、もしかしたら家を自分で建てる必要があるかもしれません。そのためにはまとまったお金が必要です。

また、ペットをちゃんと育てるためには、規則的な生活習慣も身につけなければならないでしょう。

そのほかにも、行ってみたいところもあるし、トゥレット症についても発信していきたいし、やりたいゲームもたくさんあります。

やりたいことや好きなことが本当にたくさんあるので、それを達成するためにいま生きています。

すべてを達成するのは、まだまだ先の話になるかもしれませんが、諦めないで目標を具体的に考えていくとそれだけでも毎日がワクワクします。

「やりたい気持ち」をあきらめない

この病気になって、早《はや》十数年が経っています。そのなかで、常日頃から思うのが、人生は悲観してもいいけれど、卑屈《ひくつ》になったら終わりだということ。

「こんな病気を持っているんだから、しかたがない」と卑屈になって、病気を理由にすれば、どんなことも言い訳できてしまいます。

その状態は、僕はあまりよくないと感じています。

もちろん「あなたは大学も行って、就職もして、パートナーも見つけているから、そんな風に言えるんだ」と言われるかもしれません。たしかに、僕はラッキーだったと思います。

でも、一度物事をマイナスに考え始めると、周りの人もそのマイナスな気持ちに引っ張られてしまって嫌な気分になるので、人はどんどん離れていきます。だから、卑屈でいることは、損です。

少し観念的な話になってしまいますが、人生は自分が頭で考えた方向に進んでいきます。

だから、卑屈な気持ちで「自分はどうせ病気があるからうまくいかない」と思い続けていると、本当にその通りになってしまいます。そんなのもったいなくないですか？　どうせなら、もっと自分にとって明るい未来を考えたほうが楽しくないですか？

「どうせ自分なんか」と思わずに、まずは自分の身の回りの環境を整えるところから、始めてみてほしいです。

改めてお伝えしますが、僕はずっと人生をめちゃくちゃ楽しんできました。病気があろうがなかろうが、卑屈になっていたら自分の人生を楽しむことなんてできません。

どんな重病があっても、人生なんて考え方次第。そのことを証明するために、僕は今後も人生をめいっぱい楽しんでいこうと思っています。

僕だけでなく、誰にでも、好きなことややりたいことがあると思います。

病気を理由に、諦めないでください。

やりたいことがあっても、「この病気だから仕方がないか」と意思が折れてしまった途端、人生はマイナスの方向に進んでしまいます。もちろん周囲からの外圧の問題や、ご自身の体調のせいでしんどくてできないこともあるでしょうが、「諦める」ことで終わりにしてほしくないのです。

仮に「病気があるから」という理由でこれらのことを諦めてしまったら、何のために生きているのかわかりません。だから、「しょうがない」と気持ちに蓋《ふた》をしてしまうのではなく、やりたいことはガンガンやり続けてください。


いま、病気のせいで自分の人生を悲観している人に、あえて厳しい言葉をかけるのであれば、どんなにつらいことがあろうが、楽しいことをひとつでも残しておいて、それに目を向けて、頑張ってほしいと思います。

マイナスのことは数えたら山ほどあります。でも、それと同じぐらいプラスなことを見つけてください。探せば、必ずあります。

できないことを悲観するよりも、いま、自分ができる行動を探すほうが、間違いなく人生は豊かになります。

できないけれどもやりたいことがあるのなら、「なぜ、いまそれが実現できないのか」を考えてみてください。そして、もっと考えを突き詰めた末、一人でできないと思うなら、誰か自分に協力してくれる人を探してみて、一緒に考えてもらいましょう。

そうすると不思議なことに、周囲の人がみんな助けてくれます。

僕自身も困ったことがあると、いつもそうしてきました。

重度の症状を持つトゥレット当事者の僕でもできているのですから、みなさんにもきっと実現できるはず。

そして、「これをやりたい」という何かを見つけて、その目的のために生きる。その楽しさを、ぜひより多くの人に知ってもらえたらと思います。

おわりに

数ある本のなかで、この本を手に取ってくださって、本当にありがとうございます。

読者のみなさんのなかには、トゥレット症当事者の方もいれば、そのご家族の方、また、新たに「トゥレット症について知りたい」「特に興味はなかったけど、人に勧められて読んでみた」という方もいらっしゃることでしょう。そのすべての方へ、ここまで本書を読み進めてくださったことに、心から感謝しています。

この本を通じて、とにかく僕が伝えたかったのは、「病気があっても、どんな逆境にいようとも、自分の可能性を信じていいんだ」ということです。僕自身も、その信念を胸に、日々自分と向き合いながら、生きています。

本書でも述べましたが、僕の目標のひとつはペットを飼うことです。できれば猫が飼いたいのですが、トゥレット症の当事者は住める物件が限られているので、その夢を叶えるのは難しいと思っていました。

しかし、無理だと思い込んでいたら、何も始まりません。そう思って、この本の制作中に、ペットが飼える物件への引っ越しを決意しました。自分だけで物件を探すのははじめての挑戦でしたが、近所に条件ぴったりの家が奇跡的に見つかったのです。来月から住む予定で、いまからとてもワクワクしています。

物件探しの過程でも、いくつかの気づきがありました。実は、ペット可の物件は多少騒音があっても問題がないため、トゥレット症の僕らには理想的な物件なのです。今後、この教訓は、同じように物件探しに困っている当事者の方に伝えていきたいですし、まだまだ実現したい「やりたいこと」を探しながら、自分をアップデートしていきたいです。


最後になりましたが、この本を書くにあたって自分の過去を振り返ってみると、改めて自分が本当に多くの方に支えられてきたのだなと実感しました。読者のみなさんを含めて、これまで僕の人生に関わってくれたすべての人に、感謝を伝えたいです。

トゥレット症に関する記述を監修してくださった東京大学医学部付属病院の金生由

紀子先生や、本書の出版を快諾し、執筆の手助けをしてくれた松野竜一社長はじめ、マツノケアグループのみなさんにも、深く感謝しています。

僕をここまで育ててくれた両親にも、心から「ありがとう」と伝えたいです。

何かトラブルにぶつかるたびに、一緒に対処法や解決策を考えてくれた父がいなければ、決してここまでくることはできなかったでしょう。僕の自慢の父です。いつか父のように尊敬できる立派な大人になれるよう精進します。

そして、母には、誰よりも大きな感謝の気持ちを伝えたいです。

実は、原稿の最終チェックをしているとき、この本のカバー写真を母に見せてみました。すると、母はその写真を見た瞬間、眼にいっぱいの涙を浮かべながら、こんな言葉をかけてくれました。

「ここまでくるのに、よく頑張ったね」

僕の病気が発覚して以来、母はいつでも僕のことを一番に心配し、誰よりも僕のために涙を流してくれました。それは、どんなにお互いの関係性がぎくしゃくした時期があっても、変わらぬ事実だったと思います。

そんな母が、この本の出版を喜んでくれる様子を見て、ようやく少しは安心させてあげることができたのかなと感じています。

運動チックの影響で常に腕が震えてしまうため、僕はめったに自分の名前を書くことはありません。でも、いつも泣かせてしまう母に、少しでも笑顔でいてもらうために、この本ができあがったら、サインして母に渡そうと思います。

本に書かれた僕の不器用なサインを見るたびに、母が少しでも笑ってくれたらいいなと思います。

著　者
酒井隆成　さかい・りゅうせい
トゥレット症の当事者として啓発活動に取り組む。2019年、桜美林大学在学中に出演したAbema TVの番組が話題に。以来、マスメディアの取材や自身のYouTubeなどで発信をしたり、講演会に登壇したりするなど、トゥレットの日常や経験を伝える精力的な活動をおこなっている。大学卒業後、就職活動を経て2023年より重度訪問介護を専門とする株式会社マツノケアグループに入社。

トゥレット症《しょう》の僕《ぼく》が「世界一幸《せかいいちしあわ》せ」と胸《むね》を張《は》れる理由《りゆう》
発行日　2024年10月10日　初版第1刷発行

著　者　酒井隆成
発行者　秋尾弘史
発行所　株式会社 扶桑社
〒105-8070 東京都港区海岸1-2-20　汐留ビルディング
電話 03-5843-8842（編集）03-5843-8143（メールセンター）
www.fusosha.co.jp

印刷・製本　サンケイ総合印刷株式会社
構　成　藤村はるな
DTP制作　生田敦
ブックデザイン　小栗山雄司

取材協力　金生由紀子（医学博士・東京大学准教授）
日本トゥレット協会

Printed in Japan　ISBN 978-4-594-09831-5